ÜBER DAS VERHALTEN
DER
ALICYKLISCHEN VERBINDUNGEN BEI DER GLYKURONSÄUREPAARUNG IM ORGANISMUS.

AKADEMISCHE ABHANDLUNG

VON

JUHO HÄMÄLÄINEN.

Wird mit Genehmigung der medizinischen Fakultät der Kaiserlichen Alexander-Universität in Finnland am Mai 1912, um 10 Uhr vorm., zur öffentlichen Verteidigung vorgelegt.

LEIPZIG
VEIT & COMP.
1912

Diese Arbeit erscheint im
„*Skandinavischen Archiv für Physiologie*“, Bd. XXVII. 1912.

Druck von Metzger & Wittig in Leipzig

Einleitung.

Die alicyklischen Verbindungen und deren Gemische bzw. Derivate haben von den ältesten Zeiten eine nicht unbedeutende Rolle in der Heilkunde gespielt. Vertreter dieser Gruppe finden bekanntlich als mehr oder weniger wertvolle Arzneimittel noch heutzutage ausgedehnte Verwendung in der praktischen Medizin. Als Bestandteile in gewissen vegetabilischen Nahrungs- und Genußmitteln sowie Gewürzen gelangen dieselben, obwohl meistens in kleinen Mengen in den Stoffwechsel des Menschen. Wegen deren pharmakologischen Wirksamkeit werden einige ab und zu für verbrecherische Zwecke als Gifte verwendet. Das Schicksal der alicyklischen Verbindungen im Organismus bietet somit physiologisch-chemisches, pharmakologisches und klinisches Interesse.

Gerade das Studium über das Schicksal des Camphers im Organismus hat zu einer der wichtigsten Entdeckungen in der physiologischen Chemie geführt, zu derjenigen der Glykuronsäure. Schmiedeberg und Meyer[1] fütterten Hunde mit d-Campher und isolierten aus dem Harn der Versuchstiere drei Säuren: α- und β-Camphoglykuronsäure und Uramidocamphoglykuronsäure. Die erstgenannte war kristallinisch, die β-Säure amorph. Beide hatten die Zusammensetzung $C_{16}H_{24}O_8$ und gaben beim Kochen mit verdünnten Mineralsäuren ein flüchtiges

[1] Schmiedeberg u. Meyer, *Zeitschr. f. physiol. Ch.* 1879. Bd. III. S. 422.

Produkt, Campherol $C_{10}H_{16}O_2$ und Glykuronsäure $C_6H_{10}O_7$, die Jaffè[1] bei der Spaltung des Stoffwechselprodukts nach o-Nitrotoluolverfütterung ungefähr gleichzeitig beobachtet hatte. Die Uramidocamphoglykuronsäure war vielleicht eine unbeständige Verbindung von Harnstoff mit Camphoglykuronsäure. Diese drei Säuren waren linksdrehend und reduzierten nicht alkalische Kupferlösung ohne vorausgegangene Spaltung mit Säuren.

Das Campherol war dagegen rechtsdrehend, ebenso die Glykuronsäure. Die Zusammensetzung des Campherols bewies, daß es durch Oxydation aus Campher entstanden war. Da es durch weitere Oxydation mit Chrom- oder Salpetersäure in Camphersäure überging, folgte hieraus, daß der Campher neben dem Carbonyl an der Methylengruppe im Organismus oxydiert worden war.

Erst etwa zwanzig Jahre nach diesen bahnbrechenden Untersuchungen erschienen weitere Arbeiten, die das Verhalten der alicyklischen Verbindungen im Organismus als chemische Individuen zum Gegenstand hatten.

So berichtete Hildebrandt[2], daß auch Sabinol und Thujon gepaarte Glykuronsäuren liefern. Die Sabinolglykuronsäure gab bei der Hydrolyse mit Säuren als Spaltungsprodukte ein flüchtiges Öl und Glykuronsäure, während die gepaarte Säure nach Thujonverfütterung sich in ein gut kristallisierendes Kaliumsalz überführen ließ, aus dessen Zusammensetzung Hildebrandt den Schluß zog, daß Thujon zu Oxythujon im Organismus oxydiert wird. Später[3] stellte sich aber heraus, daß das Spaltungsprodukt der gepaarten Säure neben Glykuronsäure, Cymol ist, woraus folgte, daß Thujon nicht durch Oxydation, sondern durch Hydratation hydroxyliert wird.

Weiter gibt Neubauer[4] an, daß Menthon und Menthen als gepaarte Glykuronsäuren im Harn erscheinen, ohne auf das Verhalten dieser Substanzen näher einzugehen.

Rimini[5] wies nach, daß Fenchon und Caron zu Oxyketonen oxydiert werden und als solche die Paarung eingehen.

---

[1] Jaffé, *Zeitschr. f. physiol. Ch.* 1878—79. Bd. II. S. 59.

[2] Hildebrandt, *Arch. f. experim. Pathol. u. Pharm.* 1901. Bd. XLV. S. 110.

[3] Fromm u. Hildebrandt, *Zeitschr. f. physiol. Ch.* 1901. Bd. XXXIII. S. 594.

[4] Neubauer, *Arch. f. experim. Pathol. u. Pharm.* 1901. Bd. XLVI. S. 152.

[5] Rimini, *Chem. Zentralbl.* 1909. Bd. II. S. 1645; s. a. 1901. Bd. I. S. 1227.

Fromm und Hildebrandt[1] untersuchten ferner Pinen, Phellandren, Camphen, Sabinen und Sabinol. Die Kohlenwasserstoffe werden durch Oxydation hydroxyliert. Pinenol-, Phellandrenol-, Sabinenol- und Sabinolglykuronsäure lieferten bei der Hydrolyse mit Säuren neben Glykuronsäure, Kohlenwasserstoff $C_{10}H_{14}$, welcher bei den zwei letztgenannten Säuren als p-Cymol identifiziert wurde. Das Spaltungsprodukt beim Camphen wurde später[2] als Camphenilanaldehyd erkannt, durch Wasserverlust aus Camphenglykol entstanden, welches somit als Oxydationsprodukt des Camphens im Organismus anzusehen ist. Bei der Phellandrenverfütterung wurde außerdem ein kristallisierendes Phenol isoliert.

Das Sabinol war später Gegenstand eingehender Untersuchungen seitens Fromms und Clemens'[3] sowie Fromms[4], ohne daß diese Forscher zu durchsichtigen Resultaten gelangen konnten.

Carvon wird nach Hildebrandt[5] oxydiert, außerdem geht eine Methylgruppe in Carboxyd über. Limonen[5] wird ebenfalls oxydiert und liefert auch ein kristallisierendes Phenol. In derselben Mitteilung berichtet Hildebrandt, daß der Sesquiterpenalkohol Santalol bei der Glykuronsäurepaarung weitgehend verändert wird, indem unter Eliminierung des Isoprenrestes C_5H_8 und Oxydation einer CH_3-Gruppe zum Carboxyl eine Säure $C_9H_{16}(OH)COOH$ entsteht.

Pellacani[6] untersuchte das Verhalten von d-Borneol und Menthol, kam aber nicht zu unzweideutigen Resultaten. Erst Bonanni[7] und Fromm und Clemens[8] zeigten, daß Borneol und Menthol unverändert die Paarung mit Glykuronsäure eingehen und durch Hydrolyse aus den gepaarten Säuren zurückgewonnen werden können. Dasselbe wurde von Magnus-Levy[9] betreffend das l-Borneol und von mir[10] bei r- und r-Iso-Borneol nachgewiesen. Bei den razemischen Borneolglykuronsäuren bekommt man durch Hydrolyse Borneol, welches schwach links drehend ist, d. h. die l-Komponente geht die Paarung in größerem

---

[1] Fromm u. Hildebrandt, *Zeitschr. f. physiol. Ch.* 1901. Bd. XXXIII. S. 591—593.

[2] Fromm, Hildebrandt u. Clemens, *Ebenda.* 1903. Bd. XXXVII. S. 189.

[3] Fromm u. Clemens, *Ebenda.* 1903. Bd. XL. S. 251.

[4] Fromm, *Ebenda.* 1904. Bd. XLI. S. 243.

[5] Hildebrandt, *Ebenda.* 1902. Bd. XXXVI. S. 441—445, 457.

[6] Pellacani, *Arch. f. experim. Path. u. Pharm.* 1883. Bd. XVII. S. 390.

[7] Bonanni, *Beitr. z. chem. Phys. u. Path.* 1902. Bd. I. S. 304.

[8] Fromm u. Clemens, *Zeitschr. f. physiol. Ch.* 1902. Bd. XXXIV. S. 385.

[9] Magnus-Levy, *Bioch. Zeitschr.* 1906. Bd. II. S. 319.

[10] Hämäläinen, *Skand. Arch. f. Physiol.* 1909. Bd. XXIII. S. 86.

Umfang als ihre Antipode ein. Dies ist auch der Fall mit r-Campher[1], das erhaltene Campherol erwies sich schwach linksdrehend. Das Verhalten des l-Camphers wurde von Magnus-Levy[2] und von mir[3] untersucht, sowie das Oxaphor (Oxycampher) von Magnus-Levy.[4] Es wird direkt gepaart und kann unverändert durch Hydrolyse zurückgewonnen werden.

Auch Cyclogeraniol[5] und Cyclocitral[6] gehen die Paarung ein.

Cineol[7] wird nach meinen Untersuchungen oxydiert und als Oxycineolglykuronsäure ausgeschieden.

Nach Matzel[8] werden die Terpineole vom Schmelzpunkte 32° und 35° zu entsprechenden gepaarten Glykuronsäuren verwandelt.

Terpinhydrat[9] und Pulegon[10] paaren sich auch mit Glykuronsäure.

Fromm und Hildebrandt[11] haben aus dem damals gesammelten Materiale folgende Sätze betreffend das Verhalten alicyklischer Verbindungen bei der Paarung abgeleitet:

„Der Tierkörper verwandelt die cyklischen Terpene und Campher durch Oxydation oder Hydratation in Mohohydroxylderivate, falls das dargereichte Produkt nicht bereits eine Hydroxylgruppe enthält, wie Sabinol. Die so dargereichten oder entstandenen Hydroxylverbindungen werden an Glykuronsäure gepaart und so ausgeschieden.“

Mit Rücksicht auf das Verhalten des Camphens kann noch die Glykolbildung d. h. gleichzeitige Oxydation und Hydratation vorkommen.

In keinem Falle hat man also eine Reduktion von Ketonen zu sekundären Alkoholen, wie in der aliphatischen Reihe beobachtet.

Was nun die Konstitution der gepaarten Glykuronsäuren betrifft, so hat man verhältnismäßig früh deren Bau richtig erkannt. Schon

---

[1] P. Mayer, *Bioch. Zeitschr.* 1908. Bd. IX. S. 439. — Hämäläinen, a. a. O. S. 97.

[2] Magnus-Levy, a. a. O.

[3] Hämäläinen, *Skand. Arch. f. Physiol.* 1910. Bd. XXIII. S. 299.

[4] Magnus-Levy, a. a. O.

[5] Hildebrandt, *Beitr. z. chem. Phys. u. Path.* 1904. Bd. IV. S. 251.

[6] Hildebrandt, *Arch. f. experim. Pathol.* 1901. Bd. XLVI. S. 266.

[7] Hämäläinen, *Skand. Arch. f. Physiol.* 1910. Bd. XXIV. S. 1.

[8] Matzel, *Arch. intern. de pharmacodyn. et de thérapie.* 1905. Bd. XIV. S. 331.

[9] Matzel, *Ebenda.* S. 345.

[10] Hildebrandt, *Zeitschr. f. physiol. Ch.* 1902. Bd. XXXVI. S. 456.

[11] Fromm u. Hildebrandt, *Ebenda.* 1902. Bd. XXXIII. S. 585.

im Jahre 1886 hat Sundvik[1] als erster klar die Ansicht ausgesprochen daß bei der Paarung mit Glykuronsäure der Paarling, welcher immer ein Alkohol sein muß, zuerst Traubenzucker unter Glykosidbildung anlagert und dieses sekundär durch Oxydation der endständigen CH_2OH-Gruppe zum Carboxyl in die entsprechende gepaarte Glykuronsäure übergeht. Denn es wäre undenkbar, sagt Sundvik, daß die Paarung direkt mit Glykuronsäure als solche zustande kommen könnte, da sowohl im Blute als in den Organen keine Spur von freier Glykuronsäure nachweisbar ist. Die Glykuronsäure, welche schon von Schmiedeberg und Meyer[2] sowie Jaffè[3] als Oxydationsprodukt des Traubenzuckers aufgefaßt worden war, muß eine sehr leicht oxydable Verbindung sein. Folglich wäre es unvorteilhaft für den Paarungsprozeß, wenn der Organismus zuerst aus dem Traubenzucker Glykuronsäure erzeugte und dann sekundär die Paarung zustande kommen würde.

Die Richtigkeit dieser auf rein biologische Tatsachen gestützten Anschauung wurde später von chemischer Seite vollkommen bestätigt. Thierfelder[4] zeigte, daß Glykuronsäure durch Oxydation in Zuckersäure übergeht. E. Fischer und Piloty[5] reduzierten Zuckersäurelakton mit Natriumamalgam und kamen so auf synthetischem Wege zu Glykuronsäure. Fischer und Piloty stellen zugleich, unabhängig von Sundvik, die obige Theorie über die Entstehungsweise der gepaarten Glykuronsäuren im Organismus auf.

Schließlich haben Neuberg und Neimann[6] durch Synthese endgültig bewiesen, daß den gepaarten Säuren, zum Teil wenigstens, wirklich glykosidische Struktur zukommt. Sie haben nämlich Euxanthin-Isoeuxanthin- und Phenolglykuronsäure synthetisch dargestellt, und nachgewiesen, daß die genannten Säuren ihrem Glykosidcharakter entsprechend von Emulsin und Kefirlaktase gespalten werden, linksdrehend sind und ohne vorausgegangene Spaltung mit Säuren Fehlingsche Lösung nicht reduzieren, sich also als β-Glykoside verhalten.

Außer der Glykosidklasse hat man gepaarte Glykuronsäuren an-

---

[1] Sundvik, *Akad. Abhandl.* Helsingfors 1886. S. 61—63; Malys *Jahresber.* 1886. S. 76.

[2] Schmiedeberg u. Meyer, *Zeitschr. f. physiol. Ch.* 1879. Bd. III. S. 445.

[3] Jaffé, *Ebenda.* 1878—79. Bd. II. S. 59.

[4] Thierfelder, *Ebenda.* 1887. Bd. XI. S. 401.

[5] E. Fischer u. Piloty, *Ber. d. deutsch. chem. Ges.* 1891. Bd. XXIV. S. 521.

[6] Neuberg u. Neimann, *Zeitschr. f. physiol. Ch.* 1905. Bd. XLIV. S. 114.

getroffen, die rechtsdrehend und direkt reduzierend sind. Bei diesen aber ist der Paarling eine Säure und gehören dieselben der so genannten Esterklasse der gepaarten Glykuronsäuren an, die bis jetzt nur einen einzigen Vertreter unter den alicyklischen gepaarten Glykuronsäuren hat, nämlich die Rübenharzsäureglykuronsäure.[1]

Blum[2] ist der Ansicht, daß noch eine dritte Art von gepaarten Glykuronsäuren existiert, bei welchen die Paarung nicht unter Wasserverlust geschehen ist, wobei also die Glykuronsäure als zweisäuriger Alkohol reagiert hätte. Von den alicyklischen gepaarten Glykuronsäuren schreibt Matzel[3] den Terpineolglykuronsäuren eine ähnliche Struktur zu, da das Ba bzw. K-Salz ein Molekül Wasser hartnäckig festhält. Nun aber darf man nicht, meines Erachtens, aus der Zusammensetzung der Salze, das Na-Salz ausgenommen, etwaige Schlüsse darüber, ob die Paarung mit oder ohne Wasserverlust geschehen ist, ziehen, da nicht nur die Salze, sondern sogar die freie Säure sicher das Kristallwasser sehr hartnäckig festhalten kann, worüber im folgenden noch Beispiele angeführt werden. Ich kenne nämlich keinen einzigen Fall, wo das Na-Salz nicht sein Kristallwasser abgegeben hätte. Also betreffend die Terpineolglykuronsäuren kann ihre Konstitution nicht für bewiesen angesehen werden.

Sonst ist die Struktur nur bei einzelnen alicyklischen gepaarten Glykuronsäuren festgestellt. Es beruht darauf, daß die Reindarstellung derselben ungemein mühevoll sein kann und nur in seltenen Fällen gelungen ist. Überdies reagieren dieselben, wie ich vermute, sehr träge mit Enzymen. Dies konnte ich[4] direkt in bezug auf die isomeren d- und l-Borneol- sowie l-Camphoglykuronsäure zeigen: erst nach dreiwöchentlicher Einwirkung von Emulsin war eine geringe Spaltung eingetreten.

Dagegen ist der Umfang der Paarung bei mit Emulsin immunisierten Kaninchen bis auf das Doppelte gesteigert, wie ich mit L. Sjöström[5] konstatiert habe. Nun könnte man vielleicht Einwendungen gegen diese „Antiemulsinwirkung" erheben, abgesehen davon, daß die polarimetrische Bestimmung der gepaarten Glykuronsäuren im Harn nicht den wirklichen Verhältnissen entspricht, auch deswegen, daß es etwa die Emulsinwirkung begleitendes Fieber ist, welches die Bildung von gepaarten Glykuronsäuren in die Höhe treibt. Dies trifft

---

[1] Smolenski, *Zeitschr. f. physiol. Ch.* 1911. Bd. LXXI. S. 266.
[2] Blum, *Ebenda.* 1892. Bd. XVI. S. 522.
[3] Matzel, *Arch. intern. de pharm. et de thérap.* 1905. Bd. XIV. S. 336.
[4] Hämäläinen, *Skand. Archiv f. Phys.* 1910. Bd. XXIII. S. 297.
[5] Hämäläinen u. Sjöström, *Ebenda.* 1910. Bd. XXIV. S. 113.

jedoch, wenigstens nicht in allen Fällen, zu, da nach Versuchen, die ich mit Y. Airila[1] angestellt habe, das mit Emulsin immunisierte Kaninchen, bei welchem das Fieber mit Antipyretika herabgesetzt ist, auch mit einer gesteigerten Ausscheidung von gepaarten Glykuronsäuren reagiert.

Wenn man nun auf Grund der Sundvikschen Theorie annimmt, daß z. B. bei Borneolverfütterung zuerst Borneolglykosid entsteht, welches sekundär zu Borneolglykuronsäure oxydiert wird, so könnte man verstehen, daß das „Antiemulsin" den Umfang der Paarung vergrößert, da das Borneolglykosid viel leichter[2] durch Emulsin gespalten wird, als die gepaarte Säure. Man könnte sich deshalb denken, daß das „Antiemulsin" die Bildung von Borneolglykuronsäure indirekt dadurch befördert, daß es die Kondensation zwischen Borneol und Traubenzucker erleichtert. Denn wenigstens ist es mir mit Y. Airila nicht gelungen, durch „Antiemulsinserum" aus Borneol und Glykuronsäure zu der gepaarten Säure zu gelangen. Ob andererseits das Borneolglykosid auf diesem Wege darstellbar ist, muß vorläufig dahingestellt bleiben. So leicht ist es wenigstens nicht, wie die Bildung von Disaccharid aus Glykose und Galaktose in den Versuchen von Beitzke und Neuberg[3], davon haben wir uns durch einige Vorversuche überzeugt.

Obwohl diese Untersuchungen noch lange nicht beendet sind, will ich aus praktischen Gründen schon jetzt die bisherigen Resultate mitteilen, besonders weil dieselben ausreichend sind, um ziemlich bestimmte Schlüsse über das Verhalten einer Reihe von bisher nicht untersuchten alicyklischen Verbindungen im Organismus ziehen zu können.

Dank der großen Liberalität, die seitens der Chemiker im In- und Auslande mir zuteil geworden ist, bin ich allmählich in der Lage, etwa 40 verschiedene alicyklische Verbindungen in den Kreis meiner Untersuchungen zu ziehen.

Herr Prof. Dr. R. Tigerstedt hat stets in effektiver Weise meine Arbeit befördert, indem sowohl Versuchstiere als ein Teil der Ausgangsmaterialien vom Physiologischen Institut der Universität bekostet sind. Die Herren Prof. Dr. O. Aschan, Dr. S. V. Hintikka, Mag. phil. John Palmèn in Helsingfors, Geheimrat Prof. Dr. O. Wallach in Göttingen

---

[1] Eine nicht publizierte Arbeit.

[2] E. Fischer u. Raske, *Ber. d. deutsch. chem. Ges.* 1909. Bd. XLII. S. 1473.

[3] Beitzke u. Neuberg, Virchows *Archiv.* 1906. Bd. CLXXXIII. S. 171.

und chemische Fabrik Schimmel & Co. in Miltitz haben wertvolle, schwer zugängliche Präparate mir zur Untersuchung überlassen. Die meisten Elementaranalysen sind von Herrn Ing. W. Qvist ausgeführt worden. Allen diesen Herren möchte ich auch an dieser Stelle meinen besten Dank aussprechen.

Bemerkungen über den Untersuchungsgang.

Die betreffenden Substanzen wurden in Olivenöllösung etwa im Verhältnis 1 : 5 bis 10, je nach der Löslichkeit, mittels der Schlundsonde den Kaninchen einmal täglich beigebracht. Die tägliche Dosis variierte von 0·5 bis 2·5 g je nach der Giftigkeit der verabreichten Verbindungen.

Der Harn wurde möglichst quantitativ gesammelt und jede Tagesportion so bald wie möglich behandelt. Bei der Isolierung der gepaarten Säuren aus dem Harne habe ich ausschließlich das klassische Verfahren von Schmiedeberg und Meyer[1] angewandt. Die Methode von Külz[2] konnte nicht in Frage kommen, da eine große Anzahl von gepaarten Glykuronsäuren außerordentlich empfindlich sogar gegen verdünnte Mineralsäuren ist.

Ich habe deshalb folgendermaßen verfahren: der Harn wurde zuerst bei neutraler oder schwach saurer Reaktion (bei eventueller alkalischer nach dem Neutralisieren mit Essigsäure) genau mit der ausreichenden Menge neutralen Bleiacetats versetzt. Der Niederschlag wurde gut ausgewaschen, das Filtrat allmählich mit basischem Bleiacetat versetzt, solange gerade noch ein Niederschlag entstand. Die meisten gepaarten Glykuronsäuren gingen ziemlich vollständig in diesen Niederschlag über, jedoch nicht alle, was durch die Reduktionsprobe nachgewiesen werden konnte. In diesen Fällen wurde durch Hinzufügen von Ammoniak eine praktisch quantitative Ausfällung erzielt. Der basische Bleiniederschlag wurde sorgfältig ausgewaschen, bei etwa 60° C getrocknet und pulverisiert.

Auf diese Weise wurde täglich fortgesetzt, bis eine genügende Menge von jeder Säure gesammelt worden war. Von je 100 g der Ausgangsmaterialien bekam ich etwa 300 bis 500 g basisches Bleisalz.

---

[1] Schmiedeberg u. Meyer, *Zeitschr. f. physiol. Ch.* 1879. Bd. III. S. 422.

[2] Külz, *Zeitschr. f. Biol.* 1890. Bd. XXVII. S. 247.

Dieses enthielt 55 bis 65 Proz. Blei, meistens rund 60 Proz. Also $^2/_5$ der obigen Menge sollten etwa 120 bis 200^g gepaarte Säure enthalten und wenn man den Anteil des Paarlings etwa auf die Hälfte schätzt, sollten 60 bis 100 Proz. der verfütterten Substanzen die Paarung eingegangen haben. In den Fällen, wo man zu kristallisierten gepaarten Säuren gelangt, also wo man die Ausbeute direkt schätzen kann, bekommt man beim möglichst quantitativen Arbeiten nur etwa 10 bis 20 Proz. des Paarlings zurück, wie ich[1] schon früher bei der Borneolglykuronsäure erwähnt habe. Was enthält die Hauptmenge des basischen Salzes? Ich bin der Ansicht, daß, abgesehen davon, daß immer ein Teil der verabreichten Substanzen durch die Lungen der Paarung entgeht, bzw. total verbrannt wird und also auch nicht in den basischen Bleiniederschlag gelangt, dieser neben Mineralbestandteilen und normaliter im Harne vorkommenden organischen Substanzen wie Hippursäure usw. auch Abkömmlinge der primär entstandenen gepaarten Glykuronsäuren enthält, bei welchen durch Oxydation, Hydration usw. der Charakter des Paarlings in solchem Maße verändert ist, daß die so entstandenen gepaarten Säuren meistens nicht kristallisieren bzw. bei der Hydrolyse Paarlinge mit ganz anderen Eigenschaften liefern, die z. B. nicht mehr mit Wasserdämpfen flüchtig sind, d. h. zu mehrwertigen Alkoholen bzw. Säuren umgewandelt worden sind. Solchen veränderten Paarlingen sind Fromm und Hildebrandt[2] bei Phellandren- und Hildebrandt[3] bei Limonenverfütterung begegnet und ich habe u. a. beim Camphenilon durch Ausschütteln mit Äther aus dem sauren Hydrolysat in guter Ausbeute eine in schönen langen Nadeln kristallisierende Säure vom Schmelzpunkte 190^0 isoliert, welche bei der trockenen Destillation den Geruch eines cyklischen Ketons verbreitet. Der Camphenilonharn reduziert nicht Fehlingsche Lösung. Die genannte Säure kann also nicht eine gepaarte Glykuronsäure der Esterklasse geliefert haben noch als solche ausgeschieden sein, da ihr basisches Pb-Salz leicht löslich ist, sondern sie ist mit aller Wahrscheinlichkeit durch Oxydation des Paarlings der primär entstandenen gepaarten Glykuronsäure entstanden. Bei einigen anderen gepaarten Säuren habe ich ähnliche Substanzen beobachtet. Von allen diesen Produkten hoffe ich jedoch im anderen Zusammenhang näher berichten zu können.

---

[1] Hämäläinen, *Skand. Arch. f. Physiol.* 1909. Bd. XXIII. S. 98.

[2] Fromm u. Hildebrandt, *Zeitschr. f. physiol. Ch.* 1901. Bd. XXXIII. S. 591.

[3] Hildebrandt, *Ebenda.* 1902. Bd. XXXVI. S. 444.

Das weitere Verfahren gestaltete sich folgendermaßen. In den Fällen, wo man a priori annehmen bzw. durch eine kleine Probe konstatieren konnte, daß die gepaarte Säure nicht zu empfindlich gegen kalte verdünnte Mineralsäure war, habe ich das basische Bleisalz mit verdünnter Schwefelsäure zersetzt, das Bleisulfat abfiltriert und gewaschen, das Filtrat baldigst mit Bariumkarbonat neutralisiert, vom Bariumsulfat abfiltriert und das Filtrat bei gelinder Wärme eingeengt. Von der großen Anzahl der untersuchten gepaarten Glykuronsäuren liefern primär nur zwei wohl kristallisierende Ba-Salze, nämlich die Fenchyl- und die α-Santenolglykuronsäure. Wenn aber die gepaarte Säure freie Mineralsäure nicht vertrug, was oft der Fall war, habe ich das basische Bleisalz durch H_2S zersetzt, vom Bleisulfid abfiltriert, durch das Filtrat unter vermindertem Druck so lange Luft eingeblasen, bis der Geruch des Schwefelwasserstoffs verschwunden war. Dann wurde mit Bariumkarbonat neutralisiert und bei gelinder Wärme eingeengt.

Auf diese Weise wurde zuerst eine größere Menge Bariumsalz dargestellt, in möglichst wenig Wasser gelöst, die Lösung auf mehrere Portionen von je etwa 10 ccm verteilt, diese genau mit der eben ausreichenden Menge eines löslichen Metallsulfats versetzt, vom Bariumsulfat abfiltriert und schließlich das Filtrat bei gelinder Wärme eingedampft. So wurden das K-, Na-, NH_4-, Ag-, Cu-, Cd-, Zn-, Ca- und Mg-Salz dargestellt. Wenn keines von diesen kristallisierte bzw. sich nicht reinigen ließ, was meistens der Fall war, wurde das Bariumsalz mit Sulfaten von organischen Basen genau zersetzt, und auf solche Weise organische Salze gewonnen. Es wurden geprüft das Sulfat von Strychnin, Brucin, Chinin, Chinidin, Cinchonin, Cinchonidin, Conchinin, Morphin, Kodein, Kokain, Spartein, Berberin, Bebeerin, Koffein, Nikotin, p-Phenylendiamin, Benzidin, p-Toluidin, Piperidin und α-Naphtylamin. Die meisten gepaarten Säuren lieferten amorphe organische Salze bzw. in manchen Fällen bekam ich nur die freie Base zurück. Von den 40 untersuchten gepaarten Säuren lieferten insgesamt 11 kristallisierende organische bzw. anorganische Salze.

Der größte Teil der gepaarten Säuren war somit einer direkten Untersuchung nicht zugänglich, wohl aber ihre Spaltungsprodukte bzw. Derivate von diesen, die jedenfalls ein ziemlich helles Licht über das Verhalten der Muttersubstanzen werfen.

Da die gepaarten Säuren von Alkali nicht gespalten werden, ist man gezwungen, durch Säuren die Hydrolyse zu bewirken. Man hat also das Stoffwechselprodukt mit verdünnten Mineralsäuren gekocht und das Spaltungsprodukt mit Wasserdampf ausgetrieben. Daß man nur in einzelnen Fällen unter Anwendung dieses energischen Mittels zu faßbaren Resultaten gekommen ist, versteht sich von selbst. Die Mehrzahl der alicyklischen Verbindungen ist so labilen Charakters, daß beim Kochen mit Säure nicht nur Bindungswechsel, sondern auch tiefgreifende Veränderungen am Molekül durch Wasserabspaltung eintreten können. Diejenigen Fälle, wo man den Paarling unverändert gefaßt hat, sind deshalb einige wenige. *So weit die bisherigen Erfahrungen reichen, gelingt es höchstens bei denjenigen gepaarten Glykuronsäuren, welche einen einwertigen, gesättigten, sekundären Alkohol mit Cyklohexan- und Bicyklo[1,2,2]-heptankern oder einen Ketoalkohol von letztgenanntem Typus zum Paarling haben, durch Kochen mit Säure diesen unverändert zu bekommen.* Also z. B. bei Menthol-, Borneol-, Campho-, Oxycampher- und Oxyfenchonglykuronsäure kann der Paarling auf diese Weise erhalten werden.

Diejenigen gepaarten Glykuronsäuren dagegen, welche einen Paarling mit Bicyklo[0,1,3]hexan- bzw. hexen- und Bicyklo[1,1,3]heptan- bzw. heptenkern haben, liefern beim Kochen mit Säure Spaltungsprodukte, die oft sehr weit von den Muttersubstanzen sein können. Auf diese Weise verhält sich z. B. Sabinol-, Sabinenol- und Pinenol-Glykuronsäure: die Spaltungsprodukte sind Kohlenwasserstoffe $C_{10}H_{14}$.

Schließlich wenn ein ungesättigter monocyklischer Alkohol oder Ketoalkohol den Paarling bildet, kommt man durch Hydrolyse in der Wärme zu Spaltungsprodukten, denen ganz untergeordnete diagnostische Bedeutung zukommt. So z. B. bei Phellandrenol-, Limonenol- und Oxycarvon-Glykuronsäure.

Also die ungesättigten Alkohole, welche durch Oxydation von entsprechenden Kohlenwasserstoffen im Organismus entstehen, liefern unter den erwähnten Bedingungen Kohlenwasserstoffe wie Terpinen, Cymol usw., d. h. der charakteristischen Seitengruppen entkleidete Grundsubstanzen, welche über den Bau des eigentlichen Paarlings nur beschränkte Aufklärung geben können.

Das Verhalten der Substanzen von diesen Typen im Organismus ist deshalb noch im Dunkel. Ich habe versucht, in bezug auf diese Säuren einen anderen Untersuchungsgang einzuschlagen, der bezweckt, nicht die charakteristischen Seitengruppen wegzuschaffen, sondern vielmehr durch Wasseranlagerung an den doppelten Bindungen Hydroxylgruppen an das Molekül zu binden. Diese Hydratation geschieht durch etwa 1 bis $2^1/_2$ tägiges Schütteln der gepaarten Säure mit 5 prozent. Schwefelsäure.[1] Die gepaarte Säure wird hierbei, zum Teil wenigstens,

[1] Vgl. Wallach, *Ann. d. Ch.* 1908. Bd. CCCLX. S. 82.

hydrolysiert und der Paarling hydratisiert. Der letztgenannte wird also durch Aufnahme von Wasser in einen zwei- bzw. dreiwertigen Alkohol oder Ketoalkohol verwandelt. Diese kristallisieren gut und sind charakteristisch. Der Hydratisierungsprozeß ist natürlich nicht quantitativ, sondern es entstehen durch Wasserabspaltung im anderen Sinne auch ungesättigte Verbindungen. So liefert z. B. ein einfach ungesättigter Alkohol $C_{10}H_{18}O$ nebeneinander Kohlenwasserstoff, ungesättigten bzw. zweiwertigen Alkohol; ein zweifach ungesättigter Alkohol $C_{10}H_{16}O$ gibt neben Glycerin auch ungesättigtes Keton und Kohlenwasserstoff. Der Vorteil der Methode liegt aber darin, daß man die schwerflüchtigen Terpine und Glycerine durch Wasserdampf von den genannten Verunreinigungen befreien kann.

Ich habe dieses Verfahren bis jetzt nur in einzelnen Fällen angewandt, aber die gewonnenen Resultate ermutigen zu weiteren Versuchen.

Um von anderer Seite tieferen Einblick in den Bau der Paarlings zu schaffen, ist es ab und zu notwendig, die Oxydationsprodukte desselben kennen zu lernen. Ich habe verschiedene Oxydationsmittel versucht. Allen ist gemeinsam, daß die Bindung zwischen Paarling und Glykuronsäure ziemlich bald aufgehoben wird. Der Annahme von Fromm und Hildebrandt[1] und von Hildebrandt[2], daß Kaliumpermanganat bei der Temperatur des Leitungswassers von der Sabinol- bzw. Oxycarvonglykuronsäure nicht den ganzen Glykuronsäurerest wegoxydiert, kann ich mich nicht anschließen, da es mir gelungen ist, beim Oxydieren von reinem sabinolglykuronsauren Natrium mit Permanganat eine Säure vom Schmelzpunkte 138 bis 139° zu bekommen, die wahrscheinlich α-Tanacetogendicarbonsäure ist. Betreffend die Oxycarvonglykuronsäure basiert Hildebrandt seine Annahme darauf, daß er bei der Oxydation der gepaarten Säure nicht Oxyterpenylsäure erhielt. Wo im Carvonmolekül die Oxydation im Organismus geschieht, weiß man noch nicht, aber ex analogia mit anderen Ketonen ist es nicht unwahrscheinlich, daß gerade die neben dem Carbonyl befindliche Methylengruppe oxydiert wird:

---

[1] Fromm u. Hildebrandt, *Zeitschr. f. physiol. Ch.* 1901. Bd. XXXIII. S. 588.

[2] Hildebrandt, *Ebenda.* 1902. Bd. XXXVI. S. 445.

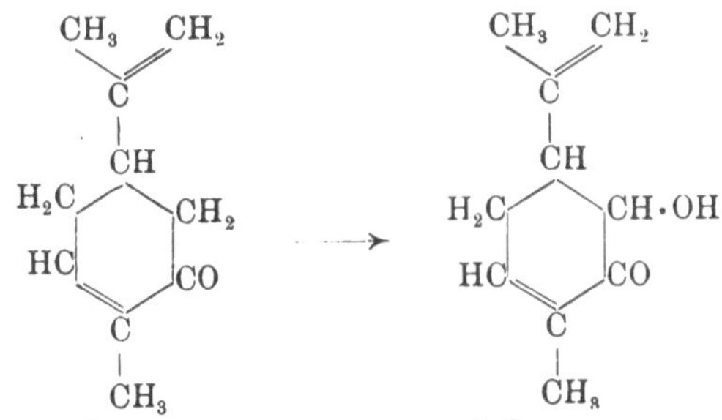

Carvon 3-Oxycarvon

Diese Verbindung würde **nicht** Oxyterpenylsäure bei der Oxydation geben, denn die Säure hat folgende Struktur[1]:

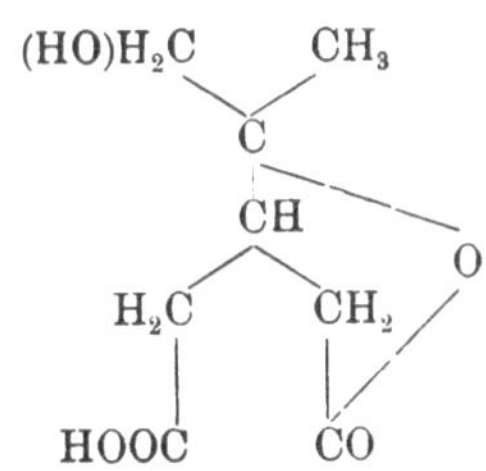

die genannte Methylengruppe ist also intakt.

Es ist mir kein einziger, sicher begründeter, Fall bekannt, wo bei der Oxydation mit Permanganat die Bindung zwischen Paarling und Glykuronsäure nicht aufgehoben werde.

In zwei Fällen, nämlich beim Oxydieren von Santenonol-[2] und β-Santenolglykuronsäure[3] mit Permanganat in schwach alkalischer Lösung bei Zimmertemperatur habe ich den betreffenden Paarling inzwischen sogar fassen können. Das ist wohl deshalb möglich, weil das Santenonol und besonders das β-Santenol nicht leicht weiter oxydiert werden. Von diesen Fällen ist zu entnehmen, daß das Permanganat Hydrolyse oder richtiger, Aufnahme von zwei Hydroxylen bewirkt, d. h. Spaltung in Komponenten und sofortige Oxydation der Aldehydgruppe der Glykuronsäure zu Carboxyl. Die Lösung reduzierte kaum **Fehlingsche** Lösung nach dem Kochen mit verdünnter Schwefelsäure, obwohl die Menge des zugesetzten Permanganats zur weitgehenden Oxydation der ganzen Glykuronsäurequantität nicht ausreichte.

Von anderen Oxydationsmitteln kamen Chromsäure in Eisessig, Brom und Alkali sowie Wasserstoffsuperoxyd in Anwendung.

---

[1] **Schryver**, *Journ. chem. Soc.* 1893. Bd. I. S. 1327.

[2] S. 81.

[3] S. 78.

Bevor ich dazu übergehe die gewonnenen Resultate über die einzelnen Säuren mitzuteilen, will ich noch einen Umstand hier berühren. Sowohl die früher bekannten alicyklischen gepaarten Glykuronsäuren, die Rübenharzsäureglykuronsäure ausgenommen, als diejenigen, von welchen im folgenden die Rede sein wird, reduzieren in reinem Zustand nicht Fehlingsche und Nylandersche Lösung. Aber es kommt ab und zu vor, daß der Harn der Versuchstiere hierbei positive Reaktion zeigt. Dies beruht in manchen Fällen darauf, daß die betreffenden Säuren sehr empfindlich gegen bakterielle Produkte sind und deshalb in verhältnismäßig kurzer Zeit beim Stehen des Harns in ihre Komponenten zerfallen.[1] In anderen Fällen wieder gibt auch der frischgelassene Harn positive Reduktionsproben. Dies kommt wahrscheinlich davon, daß entweder die gepaarte Säure schon in der Blase von saurem Harn gespalten wird, oder aber, daß neben der typischen Säure sowohl Umwandlungsprodukte der verabreichten Substanzen als andere gepaarte Glykuronsäuren vorkommen, die etwa der Esterklasse angehören können.

Hieraus erhellt die praktische Bedeutung, welche diesem Umstand in klinischer Beziehung zukommen kann.

Ich halte es übersichtshalber für zweckmäßig, bei jeder verfütterten Substanz zuerst eine theoretische Erörterung vorauszuschicken, wo diejenigen Umwandlungsmöglichkeiten der betreffenden Verbindungen im Organismus diskutiert werden, welche man auf Grund unserer heutigen Kenntnisse voraussichtlich erwarten dürfte, dann diese mit den gewonnenen experimentellen Ergebnissen zu vergleichen und schließlich die zugehörigen Analysendaten anzuführen.

Ich wiederhole noch hier, daß man bei den alicyklischen Verbindungen, die keine Hydroxylgruppe enthalten, folgende Veränderung bei deren Paarung mit Glykuronsäure im Organismus beobachtet hat: Oxydation, Hydratation und Glykolbildung. Die hydroxylhaltigen Verbindungen sind dagegen direkt paarungsfähig.

[1] Vgl. Bial, *Zeitschr. f. phys. Chem.* 1905. Bd. XLV. S. 258.

I. Monocyklische Verbindungen.

1. Menthen $C_{10}H_{18}$.

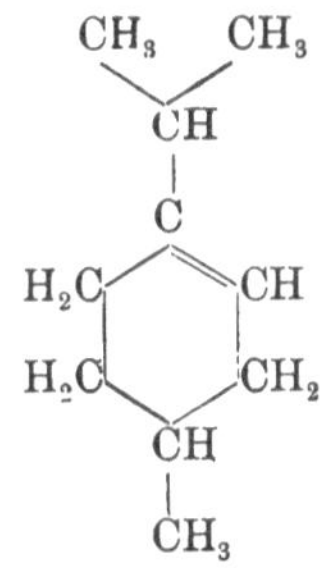

Wenn die Hydroxylierung durch Oxydation geschähe, würde man zu einem der folgenden Menthenolen gelangen:

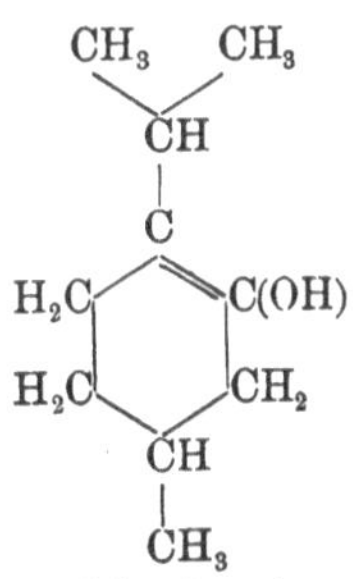

Δ^3-Menthenol-3

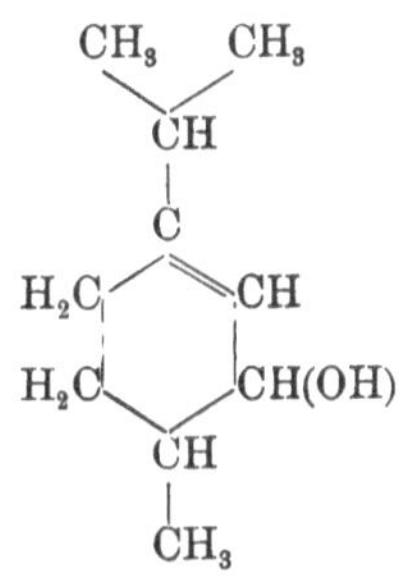

Δ^3-Menthenol-2

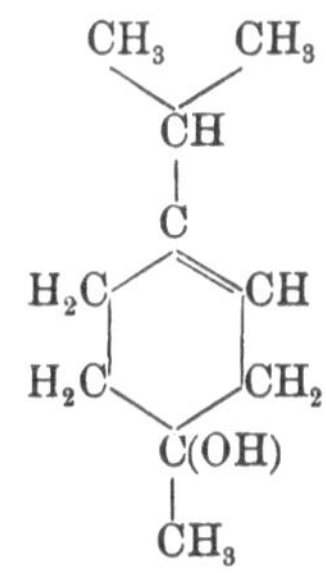

Δ^3-Menthenol-1

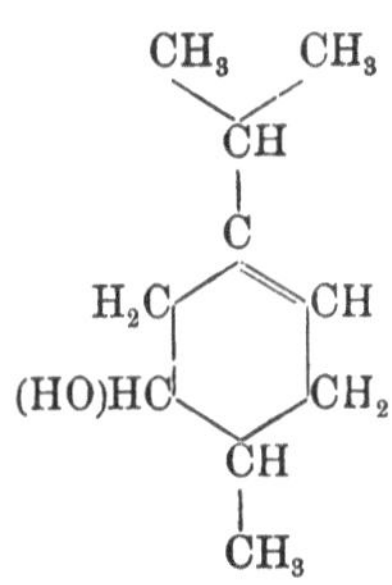

Δ^3-Menthenol-6

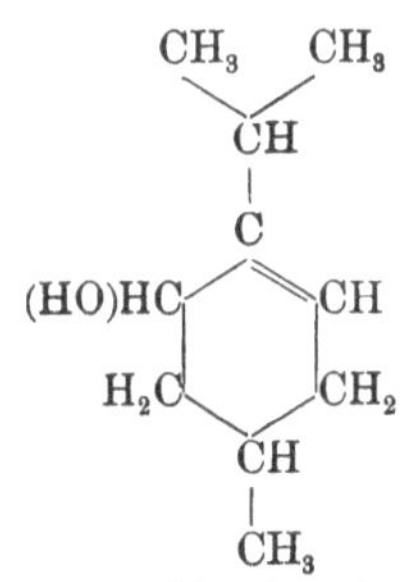

Δ^3-Menthenol-5

Ich will hier gleich bemerken, daß eine Oxydation an den Seitenketten behufs Hydroxylierung nicht beobachtet worden ist, dagegen wird in manchen Fällen besonders die Methylgruppe mit aller Wahrscheinlichkeit sekundär oxydiert event. zu Carboxyl.[1]

Also betreffend das Menthen kann man a priori annehmen, daß die Oxydation primär nur irgendwo am Kern stattfindet.

---

[1] Hildebrandt, *Zeitschr. f. physiol. Ch.* 1902. Bd. XXXVI. S. 461.

Durch Hydratation dagegen würde das p-Menthanol-4 [1] entstehen, weil die Hydroxylgruppe immer zu einem tertiären Kohlenstoffatom übergeht:

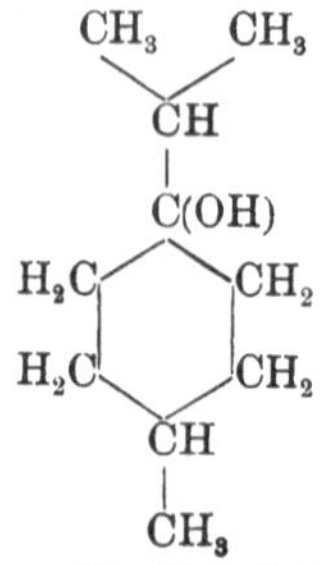

p-Menthanol-4

Wenn Oxydation und Hydratation gleichzeitig wirkten, würde man erstens zu p-Menthandiol-3,4 [2] gelangen:

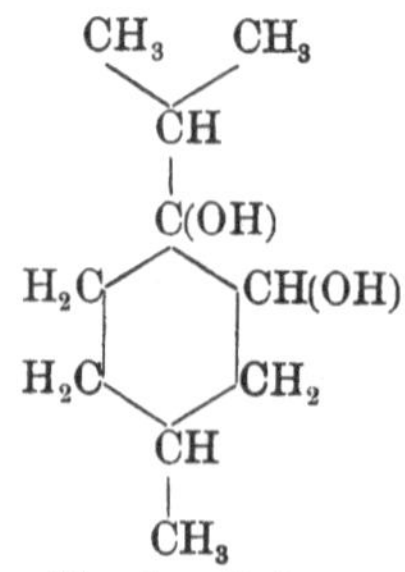

p-Menthandiol-3, 4

Oder aber wenn die Hydratation sekundär zustande käme, würden überdies die folgenden zweiwertigen Alkohole auftreten:

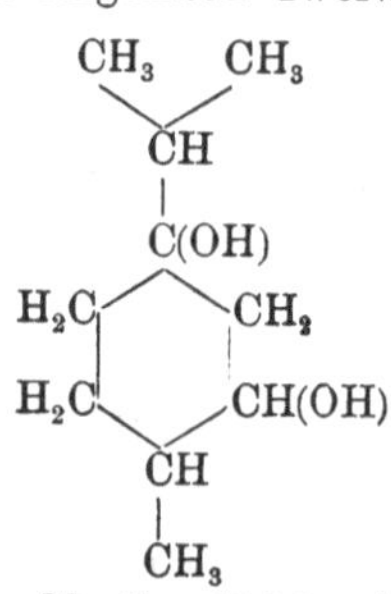

p-Menthandiol-2, 4 [3]

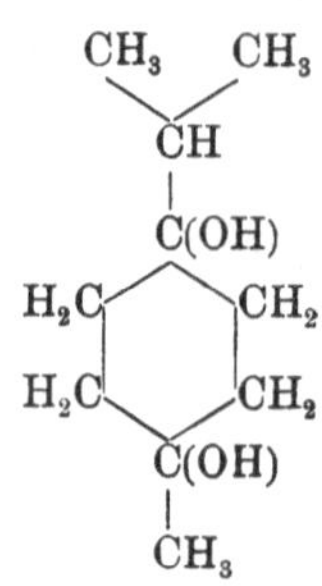

p-Menthandiol-1, 4 (Terpinenterpin).[4]

---

[1] Bayer, *Ber. d. dtsch. chem. Ges.* 1893. Bd. XXVI. S. 2270. Masson u. Reychler, *Ebenda.* 1896. Bd. XXIX. S. 1844.

[2] Wagner, *Ebenda.* 1894. Bd. XXVII. S. 1640.

[3] Unbekannt.

[4] Wallach, *Ann. d. Chem.* 1906. Bd. CCCL. S. 155. — 1907. Bd. CCCLVI. S. 200, 203, 207. — 1907. Bd. CCCLVII. S. 64.

Nun kristallisiert weder die freie Säure noch ihre Salze. Das Na-Salz zeigt gewissermaßen kleine Tendenz zur Kristallisation, aber es war unmöglich zu reinigen. Unter solchen Umständen war ich vollkommen auf die Spaltungsprodukte verwiesen.

Wenn die Hydroxylierung durch Oxydation bewirkt gewesen wäre, würde man beim Kochen mit verdünnter Schwefelsäure neben Glykuronsäure intermediär den ungesättigten Alkohol, das Menthenol, bekommen, das jedoch unter diesen Bedingungen verändert wird und zwar so, daß das Δ^3-Menthenol-3, welches ja die Enolform des Menthons darstellt, Menthon liefern würde, die übrigen dagegen würden sich unter Wasserverlust zu Kohlenwasserstoffen von der Zusammensetzung $C_{10}H_{16}$ d. h. wahrscheinlich zu Terpinen verwandeln.

Wenn aber das Menthen durch Hydratation hydroxyliert worden wäre, würde man bei der Hydrolyse mit Schwefelsäure in der Wärme p-Menthanol-4 bzw. Kohlenwasserstoff $C_{10}H_{18}$ bekommen. Das Glykol, p-Menthandiol-3,4 würde unter Wasserverlust Menthon[1] und die übrigen zwei Menthandiole Kohlenwasserstoff $C_{10}H_{16}$ liefern.

Das Auftreten von Menthon unter den erwähnten Bedingungen würde also beweisen, daß das Menthen entweder an der doppelten Bindung oxydiert worden ist oder aber, daß das Menthen unter Wasseranlagerung und gleichzeitiger Oxydation zu Menthenglykol verwandelt ist.

Wenn man aber Kohlenwasserstoff von der Zusammensetzung $C_{10}H_{16}$ bekommen würde, wäre es bewiesen, daß das Menthen irgend anderswo am Kern oxydiert, nicht aber an der doppelten Bindung oder noch dazu hydratisiert ist. Schließlich das Auftreten von p-Menthanol-4 bzw. von Kohlenwasserstoff $C_{10}H_{18}$ würde erweisen, daß das Menthen hydratisiert worden ist.

Es kam also darauf an, das Spaltungsprodukt, welches beim Kochen mit verdünnter Schwefelsäure entsteht, zu identifizieren. Ich bekam hier einen Kohlenwasserstoff von der Zusammensetzung $C_{10}H_{16}$; *dadurch ist der Beweis geliefert, daß das Menthen oxydiert worden ist und zwar nicht an der doppelten Bindung.*

Als ich nun eine Lösung der gepaarten Säure vorsichtig mit Brom versetzte, wurde es sofort entfärbt; ebenso kalte alkalische Kaliumpermanganatlösung. Die doppelte Bindung war also noch da.

Nun entstand die Frage, an welcher Stelle im Kern hat denn die Oxydation stattgefunden? Um dies zu beantworten, wurde die ge-

[1] Wagner, *Ber. d. deutsch. chem. Ges.* 1894. Bd. XXVII. S. 1642.

paarte Säure bei Zimmertemperatur mit 5 prozent. Schwefelsäure hydrolysiert und hydratisiert, also unter Beibehaltung der durch Oxydation entstandenen Hydroxylgruppe wurde noch die doppelte Bindung durch Aufnahme der Elemente des Wassers aufgehoben. Hier muß folglich ein zweiwertiger Alkohol auftreten, der die Stellung angeben könnte, wo die Oxydation im Organismus geschehen ist. Die vier Menthenole würden sich hierbei folgendermaßen verhalten:

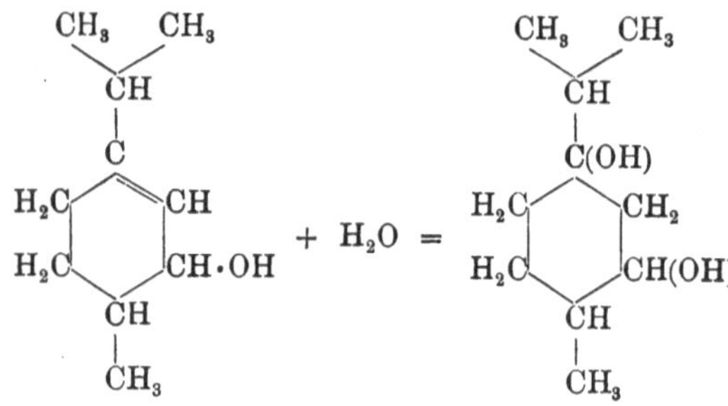

Δ^3-Menthenol-2 — p-Menthandiol-2, 4

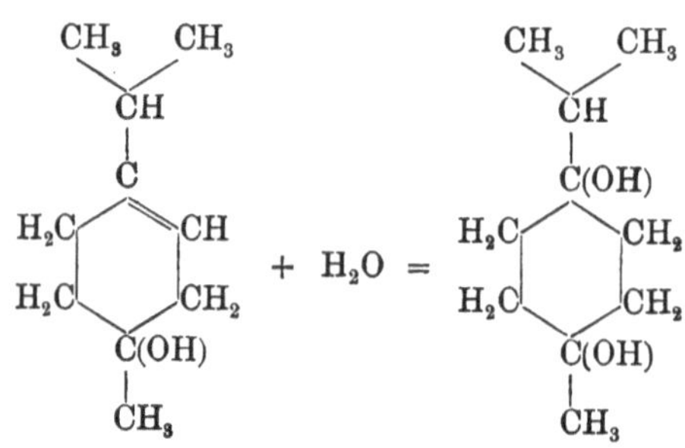

Δ^3-Menthenol-1 — Terpinenterpin

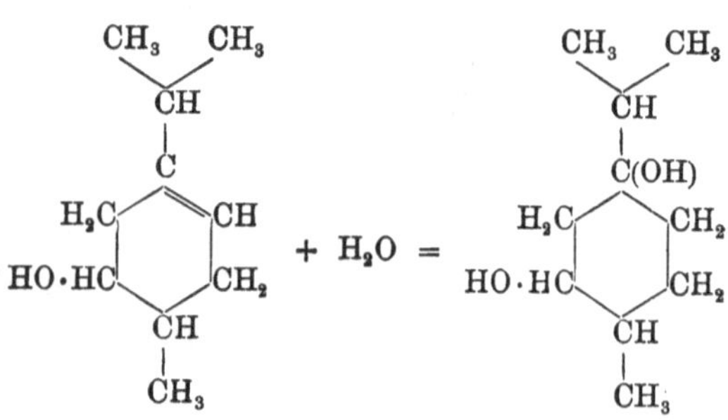

Δ^3-Menthenol-6 — p-Menthandiol-2, 4

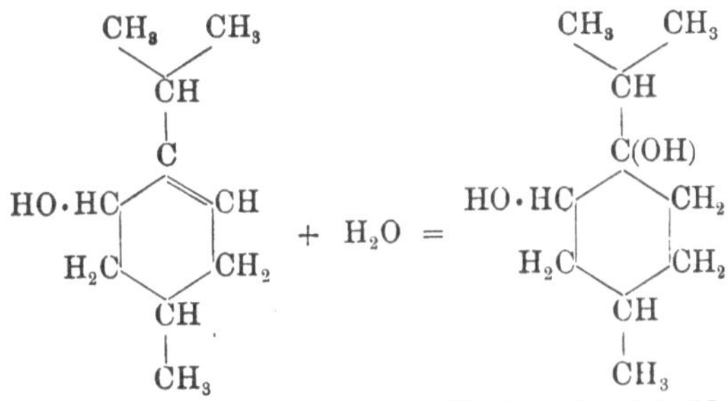

Δ^3-Menthenol-5 p-Menthandiol-3,4 (Menthenglykol)

Von diesen Alkoholen sind das Terpinenterpin und das Menthenglykol bekannt, dagegen ist das p-Menthandiol-2,4 unbekannt. Ich bekam durch die erwähnte Operation einen zweiwertigen Alkohol, der unscharf bei 55 bis 59 ^{0} schmolz. Terpinenterpin schmilzt nach Wallach[1] bei 136·5—137·5^0 und Menthenglykol nach Wagner[2] bei 76·5 bis 77^0. Der Alkohol konnte also kaum identisch mit diesen sein, sondern war vielleicht gerade das unbekannte p-Menthandiol-2,4.

Durch Schütteln[3] der von Thujylalkohol erzeugten Stoffwechselprodukte mit verdünnter Schwefelsäure bei Zimmertemperatur habe ich einen zweiwertigen Alkohol bekommen, der auch unscharf bei 54^0 bis 59^0 schmolz. Nun folgt aus der Konstitution des Thujylalkohols, daß der entstandene zweiwertige Alkohol $C_{10}H_{20}O_2$ gerade p-Menthandiol-2,4 sein muß, d. h. die Wasseraufnahme ist unter Sprengung des Trimethylenrings geschehen:

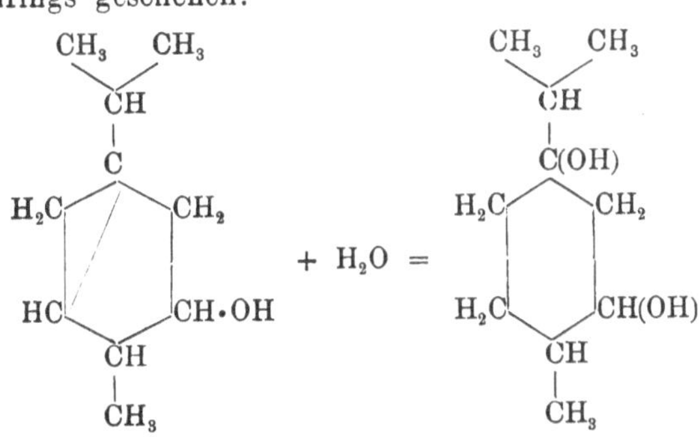

Thujylalkohol p-Menthandiol-2,4

Ein Gemisch von den beiden zweiwertigen Alkoholen (also aus Menthenol- und Thujylglykuronsäure) zeigte den Schmelzpunkt 55—59^0.

[1] Wallach, *Ann. d. Chem.* 1906. Bd. CCCL. S. 157.
[2] Wagner, *Ber. d. deutsch. chem. Ges.* 1894. Bd. XXVII. S. 1640.
[3] S. 43.

Ich halte es deshalb nicht für ausgeschlossen, daß die genannten Verbindungen identisch seien. *Wenn dem so sei, würde hierdurch der Beweis geliefert, daß Menthen zum Teil wenigstens in der Stellung-2 oder 6 im Organismus oxydiert und als entsprechende gepaarte Glykuronsäure ausgeschieden wird.*

Das angewandte Menthen verdanke ich der Firma Schimmel & Co. Es zeigte den Siedepunkt 167 bis 168° und $d_{20} = 0{\cdot}8061$.

Das basische Bleisalz wurde durch H_2S zersetzt, das Filtrat im Vakuum durch Einleiten von Luft vom Schwefelwasserstoff befreit, darauf mit $BaCO_3$ neutralisiert und unter vermindertem Druck eingeengt. Das Bariumsalz bildet einen gelbbraunen Sirup, der keine Neigung zur Kristallisation zeigte. Ich versuchte es dadurch zu reinigen, daß ich seine alkoholische Lösung mit Äther fällte. Der Niederschlag war anfangs schneeweiß, aber beim Trocknen zerfloß derselbe zu einer zähflüssigen braungelben Masse.

Aus dem Bariumsalze wurde durch Umsetzen mit dem betreffenden Sulfat das K-, NH_4-, Zn-, Cd-, Cu-, Ca- und Mg-Salz dargestellt. Dieselben sind alle wie das Ba-Salz, nur amorphe gelbbraune Massen. Das auf dieselbe Weise dargestellte zähflüssige Na-Salz schied nach längerem Stehen im Eisschrank kleine Nädelchen aus, deren Reinigung mit so großem Substanzverlust verbunden war, daß das Material nicht mehr zur Analyse ausreichte.

Die organischen Salze stellen im trockenen Zustande spröde, glasige, gelbbraune Massen dar, deren Reinigung mir nicht gelang.

Bei der Darstellung des Strychninsalzes habe ich die freie Base unverändert zurückbekommen, das Salz war also hydrolysiert worden.

Um dies vorzubeugen bin ich folgendermaßen verfahren: das Bariumsalz wurde in alkoholischer Lösung genau mit Strychninsulfat zersetzt, vom Bariumsulfat abfiltriert und das Filtrat im Vakuum eingeengt. Das Salz kristallisierte aber nicht, in Vakuumeksikkator gebracht wurde es allmählich in eine blasige, spröde, braune Masse verwandelt, die weder einen scharfen Schmelzpunkt zeigte, noch brauchbare Werte bei der Analyse gab.

Einwirkung von verdünnter Schwefelsäure in der Wärme.

Die gepaarte Säure reduziert nicht Fehlingsche Lösung, kocht man sie aber kurze Zeit mit verdünnter Schwefelsäure, so beginnt die Lösung ätherisch riechende Öltropfen abzuscheiden und wird allmählich tiefbraun; jetzt bekommt man eine starke Reduktion.

Um die Spaltungsprodukte näher zu untersuchen, wurden 350 g basischen Bleisalzes mit 10 prozent. überschüssiger Schwefelsäure zersetzt, vom Bleisulfat abfiltriert und das Filtrat ca. 6 Stunden am Rückflußkühler gekocht. Darauf wurde die Lösung im Dampfstrom destilliert solange kein Öl mehr überging. Das Destillat wurde mit Kochsalz gesättigt und wiederholt mit Äther ausgeschüttelt. Die ätherischen Auszüge wurden mit trockenem Natriumsulfat entwässert und der Äther auf dem Wasserbade abdestilliert. Hierbei blieb ein gelbbraunes Öl zurück, welches fraktioniert wurde. Die Hauptmenge sott bei 175 bis 182°. Diese wurde noch wiederholt destilliert, wodurch schließlich ein bei 176 bis 182° siedendes, gelbliches Öl erhalten wurde, welches über Natrium destilliert, den Siedepunkt 178 bis 180° zeigte. Bei der Analyse bekam ich Werte, die mit einem Kohlenwasserstoff $C_{10}H_{16}$ (Terpinen?) leidlich übereinstimmen.

0·1419 g gaben 0·4554 g CO_2 und 0·1391 g H_2O.
0·1012 g „ 0·3242 g CO_2 „ 0·0972 g H_2O.
0·1230 g „ 0·1220 g H_2O.

Ber. für $C_{10}H_{16}$		Gef.	
C = 88·13 %	87·53	87·37 %	
H = 11·87	10·97	10·74	11·10 %

Das saure Hydrolysat wurde mit Bleiazetat neutralisiert, vom Bleisulfat abfiltriert, das Filtrat auf dem Wasserbade eingeengt und durch H_2S entbleit. Die so gewonnene Lösung reduzierte intensiv Fehlingsche Lösung, gab sehr schön die Tollensche Naphtoresorcinprobe[1], drehte, im Gegensatz zu der gepaarten Säure, nach rechts und lieferte eine p-Bromphenylhydrazinverbindung vom Schmelzpunkte 235 bis 236°[2], enthielt also d-Glykuronsäure.

Einwirkung von verd. Schwefelsäure bei Zimmertemperatur.

500 g basischen Bleisalzes wurden in einer geräumigen mit Rührer versehenen Flasche unter kräftigem Umrühren mit Hilfe eines Heißluftmotors durch H_2S zersetzt. Der Niederschlag wurde sorgfältig mit Wasser gewaschen und das Filtrat durch Einleiten von Luft unter vermindertem Druck vom Schwefelwasserstoff befreit, darauf in Eis–Kochsalzmischung mit 50 prozent. Schwefelsäure versetzt, bis der Gehalt der Schwefelsäure 5 Proz. betrug. Die saure Lösung wurde dann ca. 72 Stunden auf der Schüttelmaschine geschüttelt, nachher unter

[1] Tollens, *Ber. d. deutsch. chem. Ges.* 1908. Bd. XLI. S. 1788.
[2] Neuberg, *Ber. d. deutsch. chem. Ges.* 1899. Bd. XXXII. S. 2395.

Eiskühlung mit NaOH eben alkalisch gemacht und im Dampfstrom destilliert. Nach dem Erkalten wurde die Flüssigkeit wiederholt mit Essigester ausgeschüttelt und die ätherischen Auszüge mit geglühtem Natriumsulfat getrocknet. Nach dem Abdestillieren des Äthers blieb ein gebliches Öl zurück, welches beinahe geruchlos war. Nach etwa 3-wöchentlichem Stehen im Eisschrank erstarrte es zum Teil. Die Kristalle wurden durch Aufstreichen auf Ton vom anhaftenden Öl befreit und wiederholt aus Methylalkohol umkristallisiert. Auf diese Weise bekam ich schuppenförmige, hygroskopische Kristalle, die unscharf bei 55 bis 59° schmolzen und bei der Analyse folgende Werte gaben.

0·1567 g gaben 0·3934 g CO_2 und 0·1610 g H_2O.
0·1505 g „ 0·3820 g CO_2 „ 0·1524 g H_2O.

Ber. für $C_{10}H_{20}O_2$	Gef.	
C = 69·69 %	68·47	69·22 %
H = 11·73	11·49	11·33

Es lag also ein zweiwertiger Alkohol vor, dessen Menge leider nicht mehr zu weiteren Operationen ausreichte.

---

2. Dihydrocarveol.

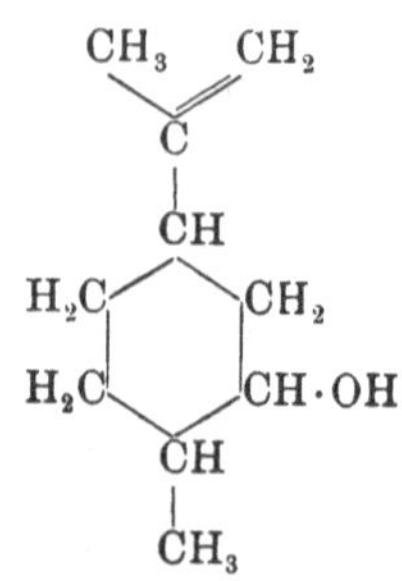

Daß Dihydrocarveol sich direkt mit Glykuronsäure paart, wurde vielfach bewiesen.

Allerdings kristallisiert weder die freie gepaarte Säure noch ihre Salze, aber durch verschiedene Spaltungsversuche wurde nachgewiesen, daß Dihydrocarveol wenigstens primär unverändert die Paarung eingeht.

Die gepaarte Säure ist gegen Brom und kalte alkoholische Permanganatlösung ungesättigt. Die doppelte Bindung ist also wenigstens bei einem Teil der Stoffwechselprodukte noch da.

Durch Kochen mit verdünnter Schwefelsäure tritt als Spaltungsprodukte Glykuronsäure und ein flüchtiges ätherisches Öl auf, welches ein Menthadiën $C_{10}H_{16}$, wahrscheinlich Terpinen, ist.

Die Schwefelsäure hat also aus dem primär bei der Hydrolyse entstandenen Dihydrocarveol Wasser abgespaltet:

$$C_{10}H_{18}O = C_{10}H_{16} + H_2O.$$

Durch Oxydation des Stoffwechselproduktes mit Chromsäure wurde Dihydrocarvon erhalten. Hierbei ist also primär Dihydrocarveol entstanden, welches weiter zu Dihydrocarvon[1] oxydiert wird

$$C_{10}H_{18}O + O = C_{10}H_{16}O + H_2O.$$

Schließlich beim Behandeln des Stoffwechselproduktes mit 5 prozent. Schwefelsäure bei Zimmertemperatur wurde p-Menthandiol-2,8[2] erhalten:

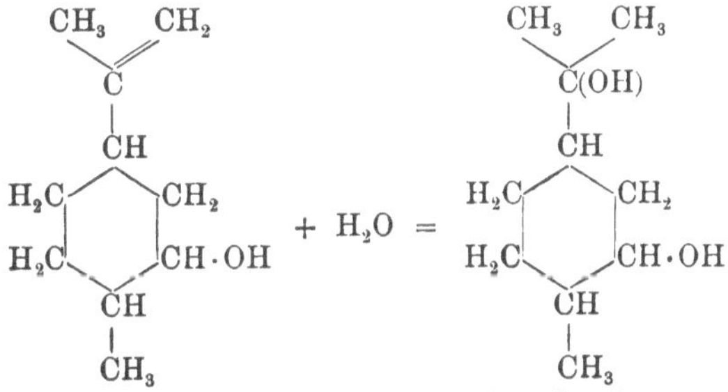

Dihydrocarveol p-Menthandiol-2,8

Aus allen diesen Tatsachen erhellt, daß Dihydrocarveol bestimmt, zum Teil wenigstens, als solches die Paarung mit Glykuronsäure eingeht.

Das angewandte Dihydrocarveol verdanke ich der Firma Schimmel & Co. Es hatte den Siedepunkt 224 bis 225° und $d_{20} = 0{,}9272$.

Hydrolyse mit verd. Schwefelsäure in der Wärme.

400 g basischen Bleisalzes wurden mit 15 prozent. Schwefelsäure am Rückflußkühler ca. 8 Stunden gekocht, darauf im Dampfstrom destilliert, bis alles Öl übergegangen war. Das Destillat wurde mit Kochsalz gesättigt und ausgeäthert. Die ätherische Lösung hinterließ nach dem Abdestillieren des Äthers ein Öl, welches fraktioniert wurde.

[1] Wallach, *Ann. d. Chem.* 1893. Bd. CCLXXV. S. 115.

[2] Rupe u. Schlochoff, *Ber. d. deutsch. chem. Ges.* 1905. Bd. XXXVIII. S. 1722.

Die zwischen 175 bis 181° siedende Fraktion wurde noch mehrmals destilliert, zuletzt über Natrium. Das so gereinigte Öl zeigte den Siedepunkt 179 bis 181° und gab bei der Analyse Werte, die mit einem Menthadiën $C_{10}H_{16}$ ausreichend übereinstimmen.

0·1531 g gaben 0·4965 g CO_2 und 0·1570 g H_2O.

Ber. für $C_{10}H_{16}$	Gef.
C = 88·13 %	88·43 %
H = 11·87	11·50

Die zweite Komponente wurde in obiger Weise als Glykuronsäure identifiziert. Ebenso in allen folgenden Fällen, obwohl, um Wiederholung zu vermeiden, dies nicht besonders angegeben wird.

Hydrolyse mit verd. Schwefelsäure bei Zimmertemperatur.

500 g basischen Bleisalzes wurden durch H_2S zersetzt, die vom Schwefelwasserstoff befreite Lösung unter Kühlung mit konzentrierter Schwefelsäure tropfenweise versetzt, bis der Gehalt der Schwefelsäure 5 Proz. betrug, und $2\frac{1}{2}$ Tage auf der Schüttelmaschine geschüttelt. Darauf wurde die Flüssigkeit unter Eiskühlung mit Soda schwach alkalisch gemacht und wiederholt mit Äther ausgeschüttelt. Die ätherischen Auszüge wurden getrocknet und der Äther abdestilliert. Es blieb ein bräunliches Öl zurück, welches im Eisschrank in einigen Tagen erstarrte. Bei Zimmertemperatur gehalten, begann die kristallinische Masse in schönen, dendritisch verzweigten Nadeln zu sublimieren. Dies wurde durch schwaches Erwärmen unterstützt, wodurch die Substanz rein erhalten wurde. Sie zeigte dann den Schmelzpunkt 111 bis 112°. Die Analyse ergab:

0·1542 g gaben 0·3958 g CO_2 und 0·1526 g H_2O.
0·1522 g „ 0·3906 g CO_2 „ 0·1563 g H_2O.

Ber. für $C_{10}H_{20}O_2$	Gef.	
C = 69·69 %	70·00	69·99 %
H = 11·73	11·07	11·49

Es handelte sich also um das p-Menthandiol-2,8.

Oxydation der gep. Säure mit Chromsäure.

350 g basischen Bleisalzes wurden durch H_2S zersetzt, das Filtrat im Vakuum vom Schwefelwasserstoff befreit und bei gelinder Wärme zur Syrupskonsistenz eingeengt. Die zähflüssige braune Masse wurde in Eisessig gelöst, in einem mit Rückflußkühler versehenen Rundkolben unter Erwärmen auf dem Wasserbade mit Chromsäure in kleinen

Portionen versetzt. Nachdem ca. 80 g Chromsäure verbraucht worden waren, wurde mit dem Erhitzen noch ca. 3 Stunden fortgefahren dann im Dampfstrom destilliert bis kein Öl mehr überging. Das Destillat wurde mit Soda neutralisiert und nach dem Sättigen mit Kochsalz ausgeäthert. Die ätherische Lösung wurde mit Natriumsulfat getrocknet und der Äther abdestilliert. Das zurückgebliebene Öl wurde mit käuflicher Natriumbisulfitlösung versetzt und während ca. 2 Wochen beiseite gelegt. Die ausgeschiedene Kristallmasse wurde abgenutscht, mit Alkohol und Äther gewaschen, darauf durch Erwärmen in verdünnter Kaliumcarbonatlösung zersetzt und im Dampfstrom destilliert. Aus dem Destillate wurde mit Äther ein beinahe farbloses Öl extrahiert, dessen Hauptmenge bei 210 bis 224° sott. Durch wiederholte Destillation gereinigt siedete es bei 220 bis 221° und hatte $d_{20} = 0,9260$.

Die Analyse ergab:

0·1839 g gaben 0·52459 g CO_2 und 0·1632 g H_2O.
0·1579 g „ 0·4509 g CO_2 „ 0·1387 g H_2O.

Ber. für $C_{10}H_{16}O$	Gef.	
C = 78·86 %	77·79	77·88 %
H = 10·62	9·93	9·83

Es handelte sich ohne Zweifel um Dihydrocarvon, obwohl bei der kleinen Menge es ungemein schwierig ist, zu ganz reinen Produkten zu gelangen.

3. Terpin $C_{10}H_{20}O_2$.

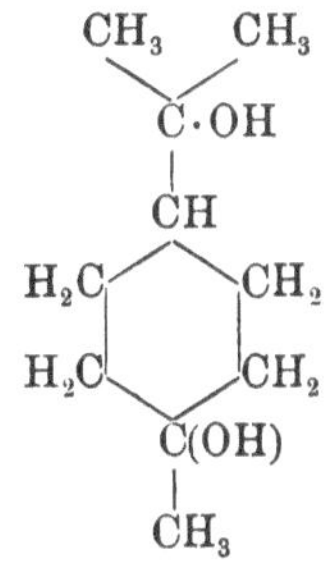

Auch das Terpin geht direkt die Paarung ein.

Die freie Säure und ihre Salze, sowohl die organischen wie anorganischen, kristallisieren allerdings nicht, waren also der Analyse nicht zugänglich; dagegen die Spaltungsprodukte.

Durch Kochen der Stoffwechselprodukte mit verdünnter Schwefelsäure wurde neben Glykuronsäure ein Menthadiën $C_{10}H_{16}$ erhalten, das durch Wasserabspaltung aus dem bei der Hydrolyse primär entstandenen Terpin erzeugt worden ist.

$$C_{10}H_{20}O_2 = C_{10}H_{16} + 2\,H_2O.$$

Beim Behandeln der Terpinglykuronsäure mit verdünnter Schwefelsäure bei Zimmertemperatur wurde neben Terpinhydrat auch Terpineol und wenig Kohlenwasserstoff erhalten.

Daß Terpin nicht schon im Organismus Wasser verloren hat, d. h. in Terpineol übergegangen ist, beweist der Umstand, daß dann wenigstens ein Teil der Stoffwechselprodukte ungesättigt sein und außerdem kristallisierende Salze liefern müßte.[1] Beides aber trifft nicht zu, denn weder Brom noch alkalische Kaliumpermanganatlösung wird entfärbt und überdies sind alle Salze amorph.

Durch Oxydation der Terpinglykuronsäure mit Chromsäure habe ich Terpenylsäure[2] erhalten:

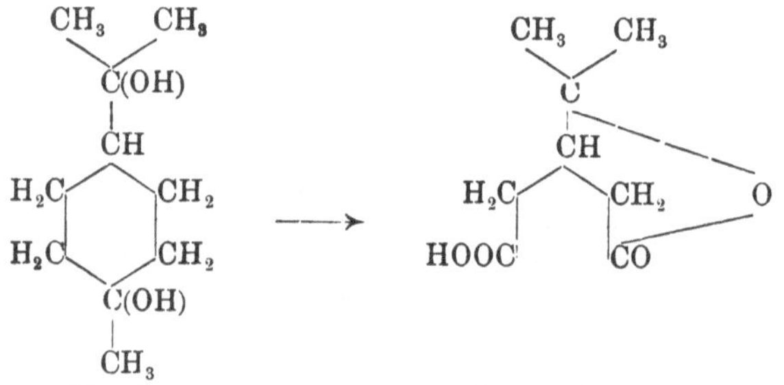

Terpin — Terpenylsäure

Diese Tatsachen sind ausreichende Argumente dafür, daß das Terpin sich als solches mit Glykuronsäure paart.

Als zweiwertiger Alkohol kann das Terpin theoretisch sowohl Mono- als Diglykuronsäure liefern. Ob dies auch im Organismus geschieht, läßt sich natürlich nicht erweisen, bis es gelingt, ein analysenreines Derivat der Säure darzustellen. Für Monoglykuronsäure spricht jedoch der Umstand, daß es sozusagen Verschwendung der Abwehrkräfte des Körpers wäre, wenn Diglykuronsäure entstehen würde. Außerdem kennt man einen Fall, wo ein Glykol nur mit 1 Molekül Glykuronsäure gekuppelt wird, nämlich das Camphenglykol, welches von Camphen[3]

---

[1] Matzel, *Arch. intern. de pharmacod. et de thérapie.* 1905. Bd. XIV. S. 334 u. 341.

[2] Vgl. Hempel, *Ann. d. Chem.* 1875. Bd. CLXXX. S. 77.

[3] Fromm, Hildebrandt u. Clemens, *Zeitschr. f. phys. Chem.* 1903. Bd. XXXVII. S. 189.

im Organismus entsteht. Man hat also keinen zwingenden Grund anzunehmen, daß das Terpin sich nicht analog dem Camphenglycol verhalten würde.

Das angewandte cis-Terpin verdanke ich der Firma Schimmel & Co. Es zeigte den Schmelzpunkt 104 bis 105° und war optisch inaktiv.

Keines von den zahlreichen organischen und anorganischen Salzen, die ich dargestellt habe, konnte ich zur Kristallisation bringen, ebensowenig die freie Säure. Sie stellt eine glasige, gebliche Masse dar, die ziemlich hygroskopisch ist. Bei der Darstellung von Alkaloidsalzen bekam ich oft nur die freie Base kristallinisch zurück. Es half nichts in alkoholischer Lösung zu arbeiten, die Hydrolyse konnte freilich dadurch hintangehalten werden, aber zu kristallinischen Produkten gelangte ich nicht.

Hydrolyse mit verd. Schwefelsäure in der Wärme.

250 g basischen Bleisalzes wurden durch 10 prozent. Schwefelsäure zersetzt, das Filtrat mit konzentrierter Schwefelsäure in kleinen Portionen versetzt, bis der Gehalt der Schwefelsäure 20 Proz. betrug, und am Rückflußkühler ca. 10 Stunden gekocht. Darauf wurde die Lösung im Dampfstrom destilliert, bis kein Öl mehr überging. Das Destillat wurde nach dem Sättigen mit Kochsalz ausgeäthert. Nach dem Abdestillieren des Äthers blieb ein gelbbraunes Öl zurück, welches fraktioniert wurde. Es wurden drei Fraktionen aufgefangen: die erste bis 170°, die zweite 170 bis 185° und die dritte 185 bis 210°. Die Mittelfraktion wurde noch wiederholt destilliert, zuletzt über Natrium. Dieselbe zeigte dann den Siedepunkt 178 bis 181° und gab bei der Analyse folgende Werte:

0·1502 g gaben 0·4869 g CO_2 und 0·1543 g H_2O.

Ber. für $C_{10}H_{16}$	Gef.
C = 88·13 %	88·40 %
H = 11·87	11·52

Es handelte sich also um Menthadiën, wahrscheinlich Terpinen.

Die letzte Fraktion versuchte ich auch zu reinigen, aber wegen der kleinen Menge gelang es nicht. Eventuell war sie ein Gemisch von Terpinen mit Terpineol, da ein ausgesprochener Terpineolgeruch wahrnehmbar war.

Hydrolyse mit verd. Schwefelsäure bei Zimmertemperatur.

300 g basischen Bleisalzes wurden in der Kälte im Porzellanmörser mit 5 prozent. Schwefelsäure innig verrieben, vom Bleisulfat abfiltriert, das Filtrat mit 50 prozent. Schwefelsäure tropfenweise unter guter Kühlung versetzt, bis die Lösung etwa 5 Proz. Schwefelsäure enthielt und 3 Tage auf der Schüttelmaschine geschüttelt. Die braune Flüssigkeit wurde hierbei opaleszierend. Sie wurde unter Eiskühlung mit Soda neutralisiert, darauf im Dampfstrom destilliert. Das Hydrolysat wurde nach dem Erkalten mehrmals mit Essigester ausgeschüttelt. Die ätherischen Auszüge hinterließen nach dem Abdestillieren des Äthers ein gebliches Öl, welches bald erstarrte. Die kristallinische Masse wurde durch Aufstreichen auf Ton vom anhaftenden Öl befreit und aus wäßrigem Alkohol wiederholt umkristallisiert. Schließlich bekam ich farblose Kristalle, die bei 116 bis 117° schmolzen und bei der Analyse sich als Terpinhydrat erwiesen.

0·1530 g gaben 0·3558 g CO_2 und — g H_2O.
0·1525 g „ 0·3558 g CO_2 „ 0·1547 g H_2O.

Ber. für $C_{10}H_{20}O_2 + H_2O$	Gef.	
C = 63·08	63·42	63·63 %
H = 11·68		11·35

Das Destillat, welches die flüchtigen Produkte enthielt, wurde mit Äther ausgeschüttelt. Die ätherische Lösung hinterließ ein Öl, dessen Hauptmenge bei 177 bis 217° sott. Durch fraktionierte Destillation wurde schließlich ein bei 212 bis 215° siedendes, schwach gelbliches Öl aufgefangen, das in Eis–Kochsalzmischung zum Teil erstarrte. Die Kristalle wurden durch Aufstreichen auf Ton von der Mutterlauge befreit und nochmals destilliert. Siedepunkt 213 bis 215°. Schmelzpunkt 30 bis 32°.

0·1562 g gaben 0·4462 g CO_2 und 0·1615 g H_2O.
0·1527 g „ 0·4367 g CO_2 „ 0·1564 g H_2O.

Ber. für $C_{10}H_{18}O$	Gef.	
C = 77·83 %	77·91	78·00 %
H = 11·79	11·57	11·46

Es handelte sich also um Terpineol.

Oxydation mit Chromsäure.

200 g basischen Bleisalzes wurden durch H_2S entbleit und das Filtrat bei gelinder Wärme zum Syrup eingeengt. Die zähflüssige Masse (ca. 60 g) wurde in 75 ccm Eisessig gelöst und unter Erwärmen im Wasserbade mit 70 g Chromsäure in kleinen Portionen versetzt.

Die Operation dauerte etwa 5 Stunden. Nach dem Erkalten wurde das Reaktionsgemisch ausgeäthert und die ätherische Lösung mit Soda schwach alkalisch gemacht. Nach dem Abdestillieren des Äthers blieb eine grünliche Masse zurück, die wiederholt mit Alkohol extrahiert wurde. Die alkoholischen Auszüge wurden zur Trockne verdampft, der Rest in Wasser gelöst, mit verdünnter Schwefelsäure angesäuert und ausgeäthert. Die ätherische Lösung wurde nochmals mit Soda neutralisiert, zur Trockne verdampft und der Rest mit Alkohol behandelt. Nach dem Verdunsten des Alkohols wurde der Rückstand in verdünnter Schwefelsäure gelöst und die Lösung mit Äther erschöpft. Beim spontanen Verdunsten des Äthers blieb ein grünlich-gelbes Öl zurück, welches im Eisschrank zum Teil erstarrte. Die aus Alkohol umkristallisierten Kristalle schmolzen bei 55 bis 56°. Nach längerem Verweilen im Vakuum über Phosphorpentoxyd war der Schmelzpunkt auf 87 bis 88° gestiegen.

Die Analyse ergab:

0·1526 g gaben 0·3106 g CO_2 und 0·1013 g H_2O.

C = 55·50 % H = 7·44 %

Terpenylsäure $C_8H_{12}O_4$ erfordert

C = 55·78 % H = 7·04 %

4. Menthon $C_{10}H_{18}O$.

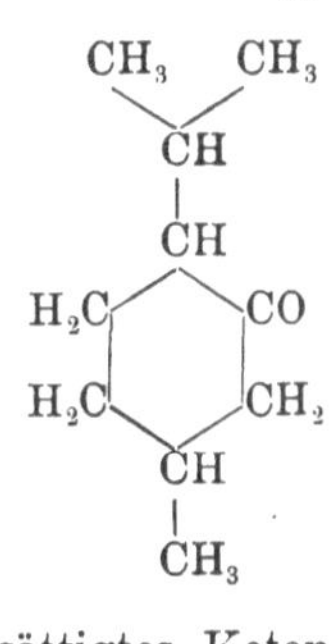

Beim Menthon, als gesättigtes Keton, kann primär nur Oxydation in Frage kommen, weil Hydratation ohne Ringsprengung nicht möglich ist und eine Glykolbildung wegen Mangels an doppelten Bindungen sehr unwahrscheinlich wäre.

Diejenigen Produkte, die man voraussichtlich erwarten darf, sind ohne Zweifel diejenigen Ketoalkohole, welche durch Oxydation des neben der CO-Gruppe befindlichen sekundären oder wahrscheinlich tertiären C-Atoms entstehen würden, weil die CO-Gruppe die Oxydationsprozesse in der Richtung beeinflußt, daß der Beginn immer in der unmittelbaren Nähe des Carbonyls geschieht.

Man würde also zu folgenden Verbindungen gelangen:

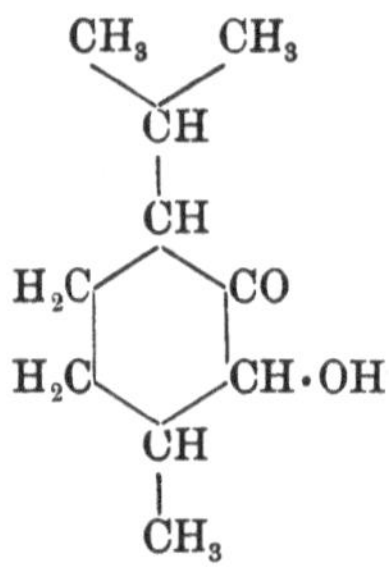

p-Menthan-3-on-2-ol
oder schlechthin 2-Oxymenthon

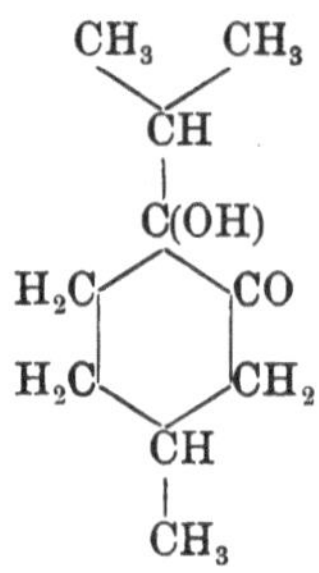

4-Oxymenthon

Wenn dies nicht zutreffen würde, hätte man noch drei Alternative übrig, wenn man eine primäre Oxydation an den Seitenketten nicht annehmen würde, nämlich:

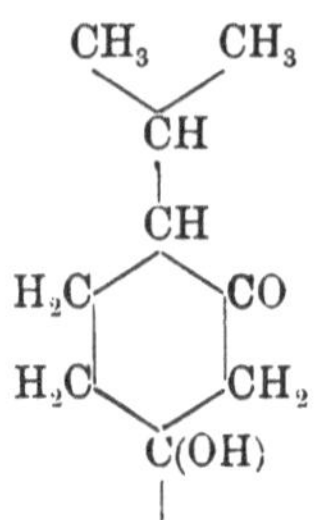

1-Oxymenthon

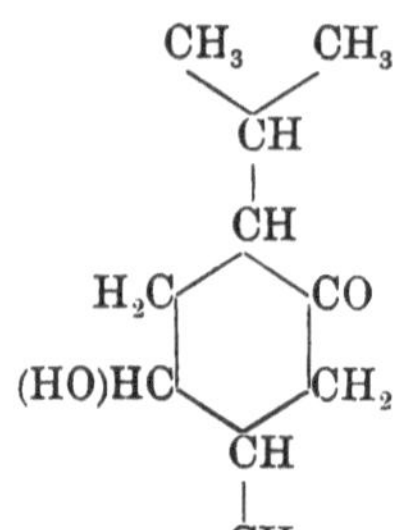

6-Oxymenthon

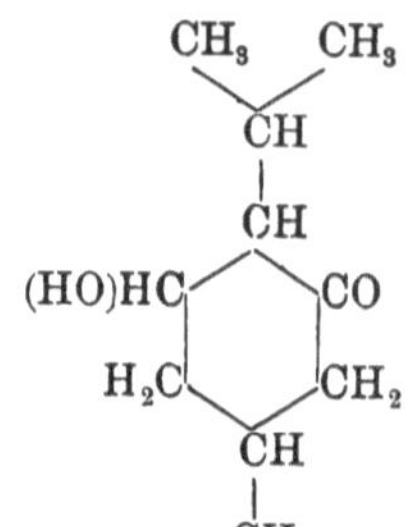

5-Oxymenthon

Diese Ketoalkohole, wenigstens die tertiären, würden beim Kochen mit Schwefelsäure Wasser abspalten und neben Cymol ungesättigtes Keton, Menthenon, liefern.

$$C_{10}H_{18}O_2 = C_{10}H_{16}O + H_2O$$
$$C_{10}H_{16}O = C_{10}H_{14} + H_2O.$$

Es kommt nur darauf an, die Versuchsbedingungen so einzurichten, daß viel Menthenon und wenig Kohlenwasserstoff entsteht.

Bei den fünf angeführten Ketoalkoholen würde nun diese Wasserabspaltung sich folgendermaßen abspielen:

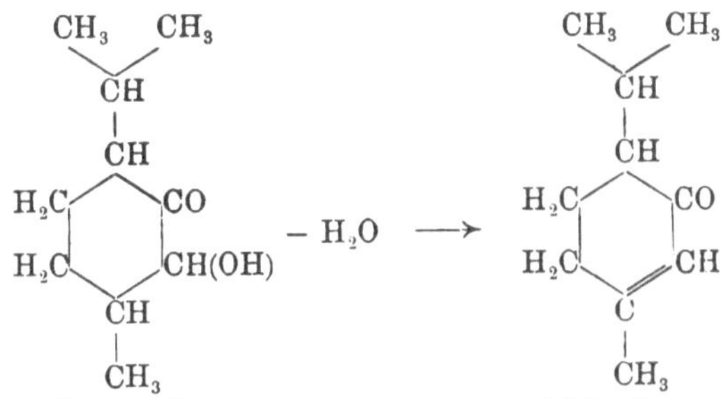

2-Oxymenthon — Δ^1-Menthenon-3

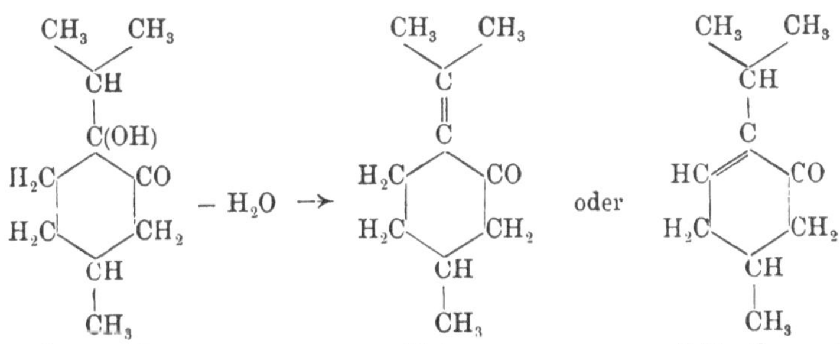

4-Oxymenthon — Pulegon — Δ^4-Menthenon-3

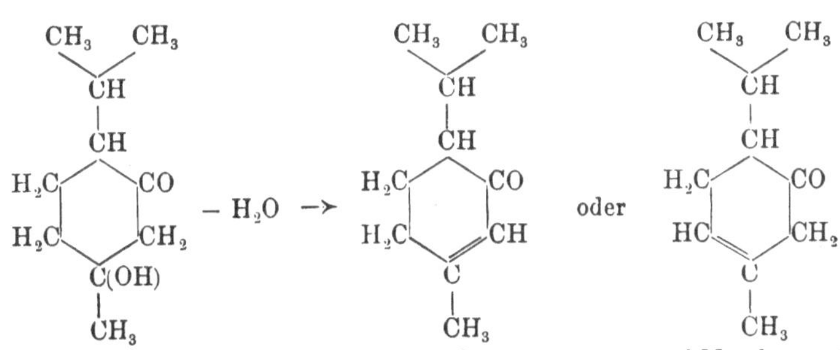

1-Oxymenthon — Δ^1-Menthenon-3 — Δ^6-Menthenon-3

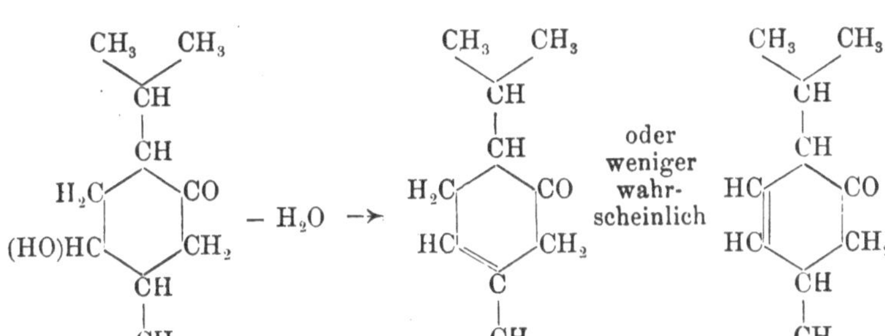

6-Oxymenthon — Δ^6-Menthenon-3 — Δ^5-Menthenon-3

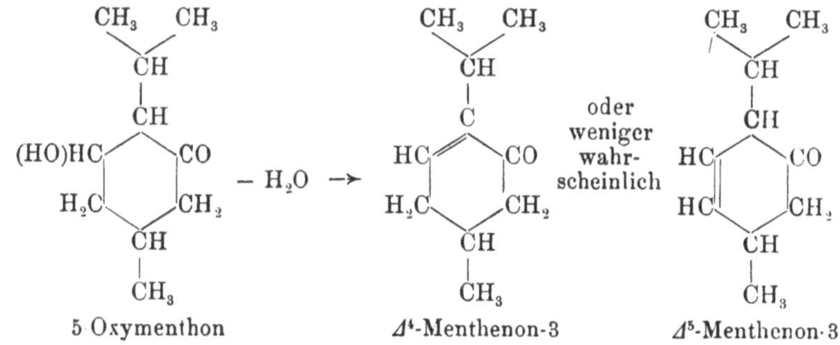

Also beim Kochen der gepaarten Säure mit verdünnter Schwefelsäure, würde man ein ätherisches Produkt erhalten, welches etwa Δ^1-, Δ^4-, Δ^5- und Δ^6-Menthenon-3 oder Pulegon, vielleicht ein Gemisch von diesen darstellen könnte.

Von diesen Menthenonen sind das Pulegon, Δ^1- und Δ^4-Menthenon-3 bekannt, die zwei übrigen unbekannt. Das Auftreten von Δ^5-Menthenon wäre weniger wahrscheinlich, da die Wasserabspaltung in der Regel nach einem tertiären C-Atom zu geschieht. Aus dem Grunde ist auch das unbekannte Δ^6-Menthenon sicher nur im Falle von 6-Oxymenthon, oder beim 1-Oxymenthon zu erwarten.

Schließlich hatte man also in erster Linie nur auf Δ^1- bzw. Δ^4-Menthenon und Pulegon, in zweiter auf Δ^6-Menthenon zu fahnden.

Beim Erwärmen des Stoffwechselproduktes mit verdünnter Schwefelsäure bei 80° bekam ich ein Menthenon, welches den Siedepunkt 212 bis 215° und das spez. Gewicht 0,9222 bei 20° hatte. Diese Konstanten, speziell der Siedepunkt sind nun sehr charakteristisch für die in Frage kommenden Verbindungen. Nach Wallach[1] hat das Δ^1-Menthenon den Siedepunkt 235 bis 237° und $d_{20} = 0{,}937$; das Δ^4-Menthenon den Siedepunkt 213 bis 214° und $d_{20} = 0{,}918$. Das Pulegon[2] zeigt den Siedepunkt 221 bis 222° und $d_{20} = 0{,}936$.

Also das von mir erhaltene Menthenon stimmt merkwürdigerweise nahe mit Δ^4-Menthenon überein. Hieraus folgt, daß es durch Wasserabspaltung entweder aus 4- oder weniger wahrscheinlich aus 5-Oxymenthon entstanden sein muß. Wenn man nun in Erwägung bringt, daß der primär entstandene Ketoalkohol durch Erwärmen mit verdünnter Schwefelsäure *leicht* Wasser verloren hat, und ferner, daß die CO-Gruppe mit aller Wahrscheinlichkeit den Oxydationsprozeß in der Richtung beeinflußt, daß derselbe in der unmittelbaren Nähe des Car-

[1] Wallach, *Ann. d. Chem.* 1908. Bd. CCCLXII. S. 275.

[2] Wallach, *Ber. d. deutsch. chem. Ges.* 1895. Bd. XXVIII. S. 1965.

bonyls eingeleitet wird, so hat man schwerwiegende Gründe für die Annahme, daß Menthon zu 4-Oxymenthon oxydiert ist. *Hier würde also ein Fall vorliegen, wo ein Keton durch Oxydation in einen tertiären Ketoalkohol verwandelt wird.*

Hierbei verhält sich das Menthon genau wie in vitro. Durch Oxydation mit Caroschem Reagens liefert es ε-Lakton der 2,6-Dimethyloktan-3-olsäure[1], also das tertiäre C-Atom neben dem Carbonyl wird angegriffen:

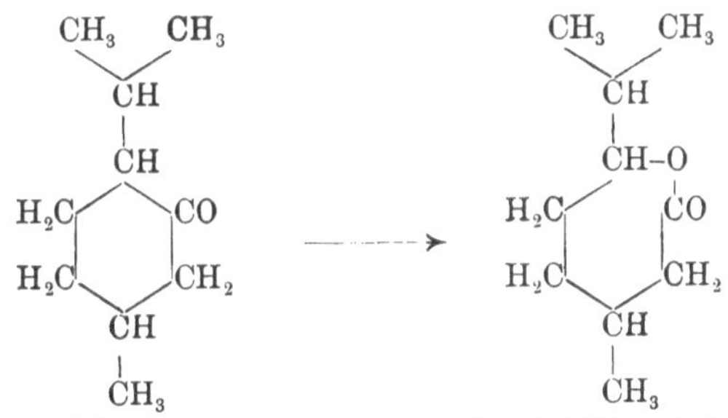

Menthon — ε-Lakton der 2,6-Dimethyloktan-3-olsäure

Außerdem entsteht bei der Oxydation des Menthons mit Permanganat primär die Ketomenthylsäure[2], welche dann weiter zerfällt:

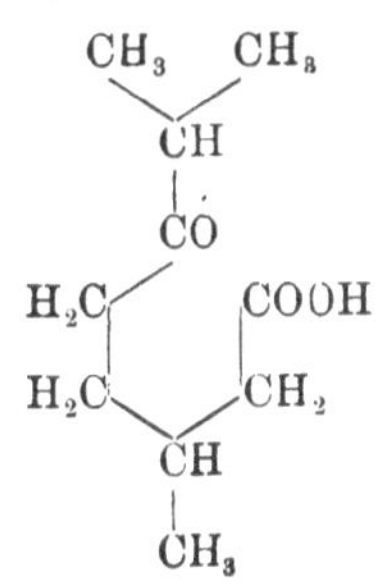

Ketomenthylsäure

Also auch hier wird das tertiäre C-Atom oxydiert.

Das Menthon zeigt somit auch in vitro von bicyklischen gesättigten Ketonen abweichendes Verhalten, indem die neben der CO-Gruppe befindliche Methylengruppe bei der Oxydation primär nicht angegriffen wird.

Das zu diesen Versuchen angewandte Menthon verdanke ich der Firma Schimmel & Co. Es hatte den Siedepunkt 205 bis 207°, $d_{20} = 0{,}8949$ und $[\alpha]_D = -26{,}92°$.

[1] v. Bayer u. Villiger, *Ber. d. deutsch chem. Ges.* 1900. Bd. XXXII. S. 3625.
[2] Vgl. Semmler, *Die ätherischen Öle.* Leipz. 1906. Bd. III. S. 301.

Weder die freie Säure noch ihre Salze kristallisieren, dieselben sind alle bräunliche amorphe Massen.

Einwirkung von verd. Schwefelsäure in der Wärme.

500 g basischen Bleisalzes wurden durch 10 prozent. Schwefelsäure zersetzt und zu dem Filtrat 50 prozent. Schwefelsäure zugefügt, bis der Gehalt derselben ca. 20 Proz. betrug. Die saure Lösung wurde im Wasserbade ca. 12 Stunden auf 80° erwärmt, darauf nach dem Neutralisieren mit Soda im Dampfstrom destilliert und das Destillat ausgeäthert. Nach dem Abdestillieren des Äthers blieb ein braunes Öl zurück, das durch Destillation zuerst in zwei Fraktionen geteilt wurde. Die erste wurde bis 180° und die zweite 180 bis 215° aufgefangen. Die letzte wurde mit Dephlegmator wiederholt gereinigt, wodurch schließlich ein bei 212 bis 215° siedendes, beinahe farbloses nach Menthon riechendes Öl erhalten wurde, welches das spez. Gewicht 0,9222 bei 20° hatte.

Analyse:

0·1390 g gaben 0·4020 g CO_2 und 0·1246 g H_2O.

Ber. für $C_{10}H_{16}O$	Gef.
C = 78·86 %	78·88 %
H = 10·62	10·03

Das Menthenon war ungesättigt gegen Brom und alkalische Permanganatlösung.

Die erste Fraktion wurde auch durch wiederholte Destillation gereinigt. Das über Natrium destillierte Öl siedete schließlich bei 174 bis 175° und war eventuell Cymol, obwohl es nicht analysiert wurde.

II. Bicyklische Verbindungen.

1. Bicyklo-(0-, 1-, 3-)hexanderivate.

a) Thujon $C_{10}H_{16}O$.

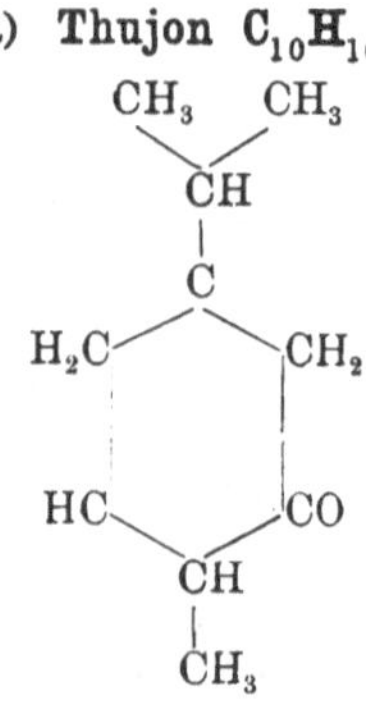

Beim Thujon kann Oxydation, Hydratation und Glycolbildung a priori in Frage kommen.

Durch Oxydation würden am wahrscheinlichsten diese zwei Ketoalkohole entstehen:

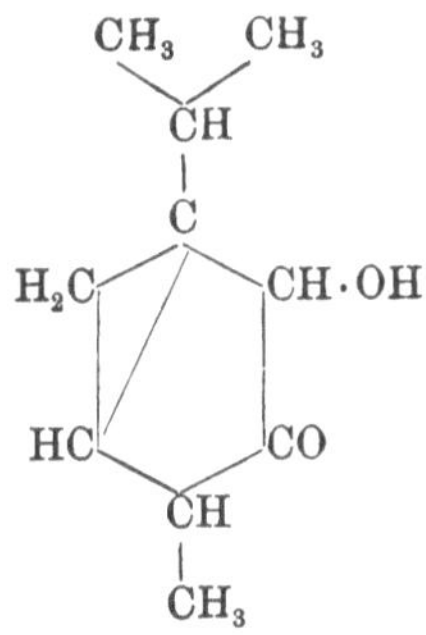

oder

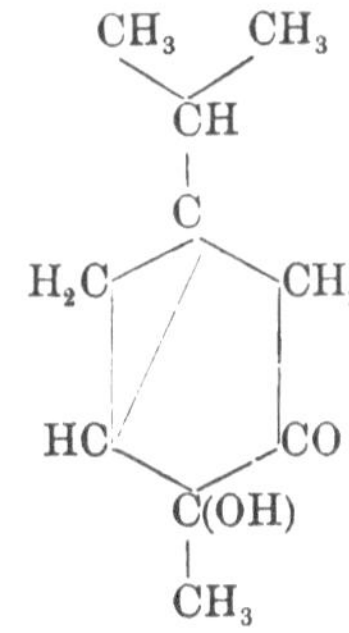

In zweiter Linie würden die übrigen zwei in Betracht kommen:

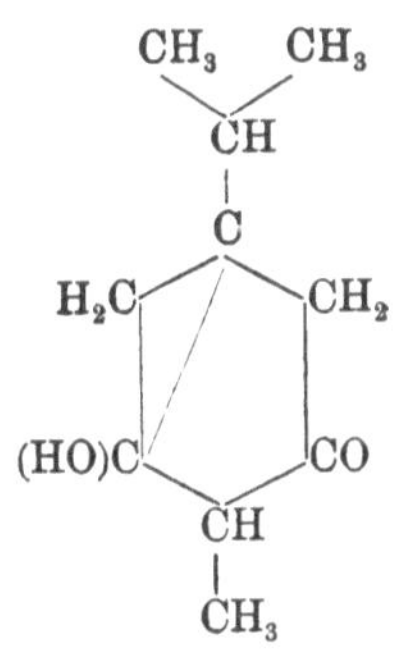

und

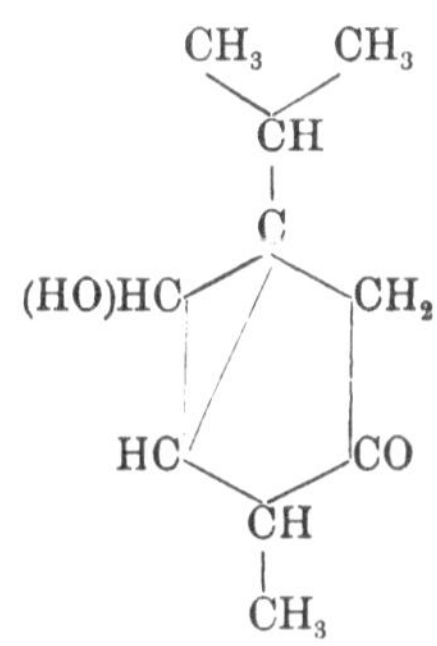

Durch Hydratation würde unter Sprengung des Trimethylenrings das unbekannte p-Menthan-2-on-4-ol entstehen:

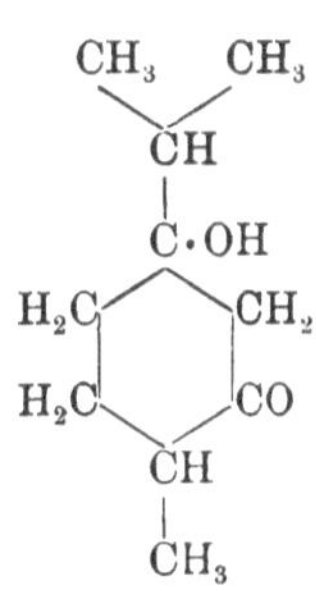

Wenn schließlich sowohl Oxydation als Hydratation gleichzeitig wirkten, würde man zu den folgenden Ketoglycolen bzw. Ketoterpinen gelangen:

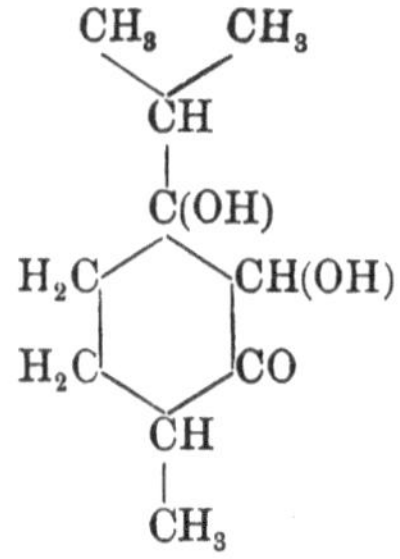

Ketoglycol-3,4

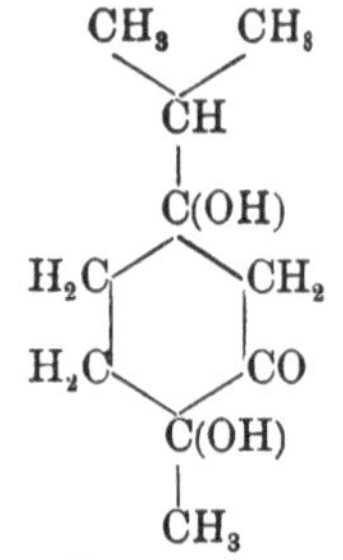

Ketoterpin-1,4

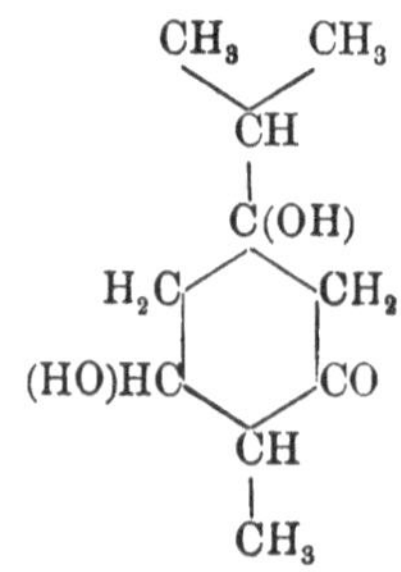

Ketoterpin-4,6

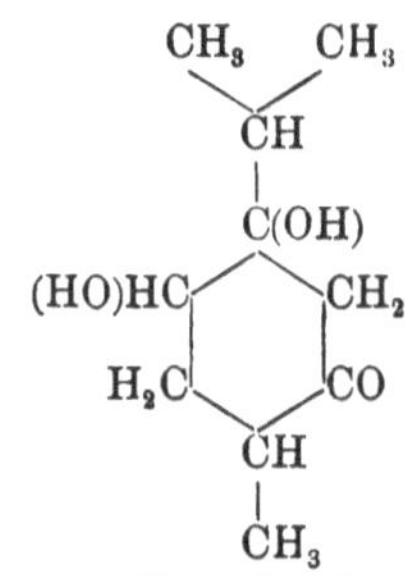

Ketoglycol-4,5

Alle diese zweiwertigen Ketoalkohole sind unbekannt.

Durch Kochen mit verdünnten Mineralsäuren würden sämtliche eben angeführten Substanzen voraussichtlich Wasser abspalten und zwar folgendermaßen:

Die Ketoalkohole $C_{10}H_{16}O_2$ würden Verbindungen von der Zusammensetzung $C_{10}H_{14}O$ bzw. $C_{10}H_{12}$ liefern. Das p-Menthanonol $C_{10}H_{18}O_2$ würde durch Wasserverlust in ungesättigtes Keton $C_{10}H_{16}O$, hauptsächlich aber in Cymol $C_{10}H_{14}$ übergehen. Die Ketoglycole $C_{10}H_{18}O_3$ würden anfangs eventuell Diketone $C_{10}H_{16}O_2$, dann Verbindungen von der Zusammensetzung $C_{10}H_{14}O$ bzw. $C_{10}H_{12}$ geben. Schließlich würden die Ketoterpine $C_{10}H_{18}O_3$ intermediär ungesättigte Ketoalkohole $C_{10}H_{16}O_2$ liefern, welche bei weiterer Wasserabspaltung in zweifach ungesättigte Ketone $C_{10}H_{14}O$ bzw. Kohlenwasserstoffe $C_{10}H_{12}$ übergehen würden.

Also im Falle von Thujon kann man durch einfaches Kochen der Stoffwechselprodukte mit Mineralsäure zur bestimmten Diagnose betreffend das Verhalten des Thujons gelangen, denn das Auftreten von Verbindungen von der Zusammensetzung $C_{10}H_{14}O$ bzw. $C_{10}H_{12}$ würde unzweideutig beweisen, daß das Thujon entweder oxydiert oder noch dazu hydratisiert worden ist. Würde man aber Kohlenwasserstoff $C_{10}H_{14}$ bekommen, wäre dadurch der Beweis geliefert, daß Hydratation geschehen ist.

Wie anfangs erwähnt, hat Hildebrandt seine erste Auffassung betreffend das Schicksal des Thujons später dahin geändert, daß das Thujon nicht durch Oxydation, sondern durch Hydratation zu „Thujonhydrat" hydroxyliert wird, weil er das Spaltungsprodukt der gepaarten Säure als Kohlenwasserstoff $C_{10}H_{14}$ identifizierte.

Ich bin vollkommen derselben Ansicht, denn es ist mir gelungen, unter den Spaltungsprodukten der gepaarten Säure neben Cymol eventuell noch Carvenon nachzuweisen. Das bei der Hydrolyse primär entstandene „Thujonhydrat" hat unter den von mir eingehaltenen Bedingungen in oben angeführter Weise Wasser verloren.

Es steht also fest, daß das Thujon durch Wasseraufnahme hydroxyliert wird. Aus der Konstitution des Thujons folgt, daß diese Hydratation nur unter Sprengung des Trimethylenrings möglich ist. Das „Thujonhydrat" muß folglich p-Menthan-2-on-4-ol sein:

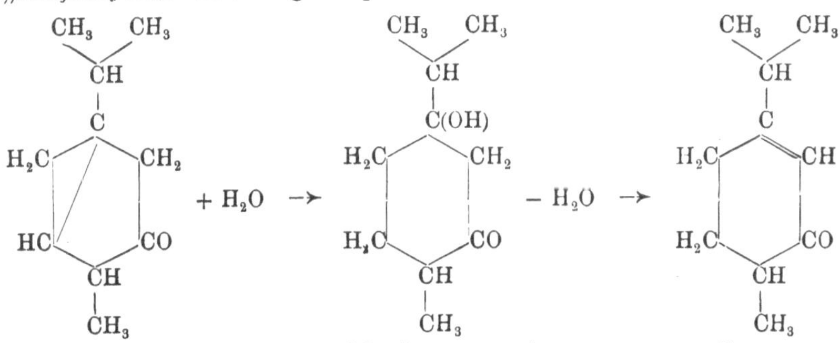

Thujon p-Menthan-2-on-4-ol Carvenon

Durch Oxydation der gepaarten Säure müßte man also zu aliphatischen Säuren gelangen. Dies dürfte auch der Fall sein. In alkalischer Bromlösung gewinnt man eine bei 30 bis 32° schmelzende, einbasische Säure, die eventuell ω-Dimethylläyulinsäure[1] ist. Die Oxydation wäre also folgendermaßen geschehen:

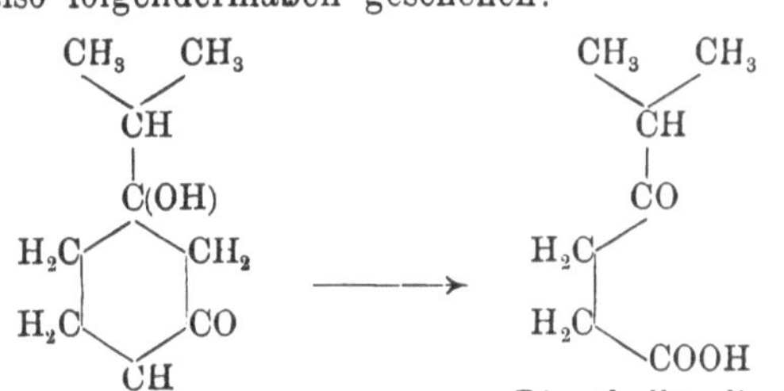

ω-Dimethylläyulinsäure

[1] Vgl. Tiemann u. Semmler, *Ber. d. dtsch. chem. Ges.* 1897. Bd. XXX. S. 434.

Bei der Oxydation mit Kaliumpermanganat habe ich eine ähnliche Säure vom Schmelzpunkte 31 bis 32° erhalten, die mit der vorigen gemischt keine Schmelzpunktsdepression verursachte. Vorläufig ist die Menge derselben, auch zusammen, zur Analyse nicht ausreichend.

Das angewandte Thujon verdanke ich der Firma Schimmel & Co. Es zeigte den Siedep. 201 bis 202°, $d_{20} = 0{,}9124$ und $(\alpha)_D = +75{,}91°$.

Das Bariumsalz ist amorph, jedoch nicht hygroskopisch.

Die organischen Salze kristallisieren primär nicht.

Allein das K-Salz[1] kristallisiert in schönen schuppenförmigen Blättern.

0·1552 g gaben 0·2823 g CO_2 und 0·0901 g H_2O.
0·1601 g gaben 0·0357 g K_2SO_4.

Ber. für $C_{16}H_{25}O_8K$	Gef.
C = 49·95 %	49·60 %
H = 6·57	6·51
K = 10·18	10·00

Optische Drehung. 0·5828 g Kaliumsalz wurden in H_2O gelöst und genau auf 10 ccm bei 20° aufgefüllt. $l = 1$ Dm, $c = 5{\cdot}828$, $\alpha = +0{\cdot}69°$ bei 20°.

$$[\alpha]_D = +11{\cdot}84°.$$

Es wurde versucht aus dem K-Salze die freie Säure zu gewinnen. Sie kristallisiert aber nicht, sondern bildet eine durchsichtige, farblose, leicht zersetzliche Masse.

Hydrolyse der gepaarten Säure.

500 g basischen Bleisalzes wurden durch 10 prozent. Schwefelsäure zersetzt und das Filtrat unter Kühlung tropfenweise mit starker Schwefelsäure versetzt, bis der Gehalt derselben 10 Proz. betrug. Diese Lösung wurde nun ca. 6 Stunden im Wasserbade bei 60 bis 70° gehalten. Dann wurde sie mit Soda neutralisiert und mit Wasserdampf destilliert. Das Destillat gab durch Ausäthern ein gelbbraunes Öl, welches durch Destillation zuerst in zwei Fraktionen, die erste bis 175° und die zweite 176 bis 235° geteilt wurde. Aus der letzten Fraktion ließ sich durch wiederholte Destillation ein bei 231 bis 233° siedendes, nach Carvon riechendes, gelbliches Öl isolieren, welches $d_{20} = 0{,}9259$ zeigte und sich bei der Analyse als Keton $C_{10}H_{16}O$ erwies. Die angeführten Konstanten und die Zusammensetzung weisen auf Carvenon hin, obwohl es nicht ganz rein erhalten werden konnte.

---

[1] Hildebrandt, *Archiv f. exper. Path. u. Pharm.* 1901. Bd. XLV. S. 119.

0·1646 g gaben 0·4698 g CO_2 und 0·1507 g H_2O.

Ber. für $C_{10}H_{16}O$	Gef.
C = 78·86 %	77·84 %
H = 10·62	10·24

Oxydation der gepaarten Säure.

1. Mit Brom und Alkali. 3 g reinen Kaliumsalzes wurden bei Zimmertemperatur mit frischbereiteter Natriumhypobromitlösung (40 g Br in 100 ccm 25 prozent. NaOH) tropfenweise unter tüchtigem Schütteln so lange versetzt, bis der ätherische Geruch verschwunden war. Das entstandene Bromoform bzw. Tetrabrommethan wurden mit Äther ausgeschüttelt. Die alkalische Lösung wurde mit verdünnter Schwefelsäure neutralisiert, vom überschüssigen Hypobromit durch Natriumbisulfit befreit und auf dem Wasserbade eingeengt, bis Kristalle sich abzuscheiden begannen. Nach 3-stündlichem Stehen im Eisschrank wurde der Kristallkuchen abfiltriert und das Filtrat nach dem Ansäuern mit Schwefelsäure ausgeäthert. Die ätherischen Auszüge hinterließen beim spontanen Verdunsten ein farbloses, zähflüssiges Öl, welches nach längerem Verweilen im Eisschrank erstarrte. Die Kristalle wurden auf Ton aufgestrichen, aus Alkohol umkristallisiert und im Vakuum aufbewahrt. Die Substanz schmolz bei 31 bis 32°. Die kleine Menge reichte nicht zur Analyse aus.

2. Mit Permanganat. 10 g reinen Kaliumsalzes wurden bei 60° mit 2 prozent. Kaliumpermanganatlösung in kleinen Portionen versetzt. Ziemlich bald wurde ein thujonähnlicher Geruch wahrnehmbar, dem nach einigen Stunden ein an Apfelsinen erinnernder Geruch folgte. Dieser konnte auch ziemlich lange wahrgenommen werden, bevor die Lösung völlig geruchlos wurde. Diese Neutralprodukte waren also ziemlich resistent gegen Permanganat. Auf deren Isolierung mußte ich jedoch wegen der kleinen Menge verzichten und die Oxydation weiterbringen, um etwa zu einer charakteristischen Säure zu gelangen.

Die Lösung wurde mit einigen Tropfen Natriumbisulfitlösung entfärbt, vom Manganschlamm abfiltriert und dieser gut ausgewaschen. Das Filtrat wurde mit verdünnter Schwefelsäure beinahe neutralisiert und auf dem Wasserbade eingeengt, bis das Kaliumsulfat sich abzuscheiden begann. Dieses wurde am folgenden Tage abgenutscht, und das Filtrat, nach dem Ansäuern mit verdünnter Schwefelsäure, ausgeäthert. Der Äther wurde spontan verdunsten gelassen, wobei ein beinahe farbloses, etwas nach Essigsäure riechendes Öl zurückblieb, in welchem nach längerem Stehen im Eisschrank sich kleine Nädelchen eingebettet erschienen. Dieselben wurden aus Alkohol wiederholt umkristallisiert. Schmelzpunkt 31 bis 32°. Mit der durch Oxydation mit Brom und Alkali erhaltenen Säure gemischt trat keine Erniedrigung des Schmelzpunkts ein. Es handelte sich also in den beiden Fällen um dieselbe Säure. Da ich nur über etwa 50 mg der Säure verfügte, konnte keine nähere Analyse in Frage kommen. Ich war deshalb gezwungen, die weiteren Operationen auf die Bestimmung der Basizität vorläufig zu beschränken. Zu dem Zweck wurde diese und die früher erwähnte Säure zusammengemischt und mit KOH-Lösung titriert.

0·0621 g der Säure verbrauchten 0·0238 g KOH.

Berechnet für ω-Dimethylläyulinsäure $C_7H_{12}O_3O$
0·0242 g KOH.

Die Übereinstimmung ist eine gute. Es ist der Zukunft vorbehalten, durch Analyse die Identität endgültig zu beweisen.

b) Thujylalkohol $C_{10}H_{18}O$.

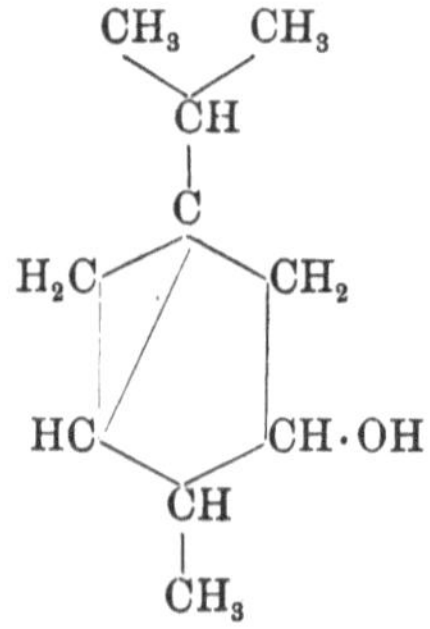

Der Thujylalkohol geht ohne Zweifel die Paarung direkt ein, aber die Spaltungsprodukte der gepaarten Säure weisen darauf hin, daß der Gehalt der Thujylglykuronsäure minimal gegen die Menge einer anderen gepaarten Glykuronsäure ist, deren Paarling durch weitere Prozesse aus dem Thujylalkohol entstanden ist. Hier liegt also ein höchst interessanter Fall vor, wo man direkt beweisen kann, daß neben der eigentlichen primären Säure, eine andere auftritt, die durch Hydratation des Paarlings jener entstanden ist.

Allerdings kristallisieren weder die freien Säuren noch ihre Salze, aber durch Hydrolyse der Stoffwechselprodukte mit verdünnter Schwefelsäure bei Zimmertemperatur gelang es mir nachzuweisen, daß Thujylalkohol als solcher unter den Spaltungsprodukten in so kleiner Menge auftritt, daß seine Gegenwart nur durch den charakteristischen Geruch zu entdecken war. Dagegen habe ich als Hauptspaltungsprodukt einen zweiwertigen Alkohol $C_{10}H_{20}O_2$ bekommen, der durch Wasseranlagerung an Thujon entstanden sein muß. Da diese Hydratation nur unter Sprengung des Trimethylenrings möglich ist, kommt dem genannten Alkohol die folgende Konstitution zu:

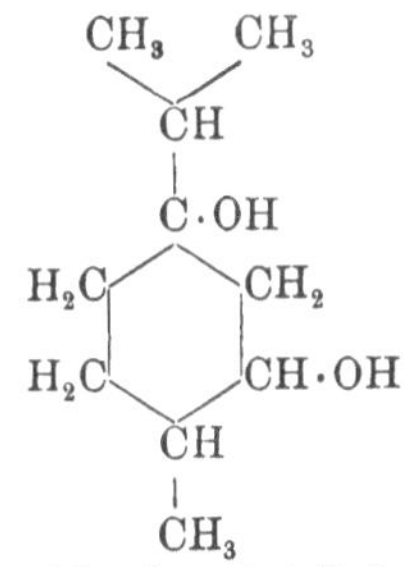

p-Menthan-2,4-diol

Nun entsteht die Frage: Kann das Vorhandensein des Menthandiols nicht etwa der Einwirkung von Schwefelsäure auf Thujylalkohol zugeschrieben werden, d. h. kann das Menthandiol nicht ein Kunstprodukt sein? Meines Erachtens nein, denn nach Wallach[1] ist der Thujylalkohol gegen 5 prozent. Schwefelsäure bei Zimmertemperatur tagelang vollkommen beständig.

Ich bin also der Überzeugung, daß entweder die Thujylglykuronsäure oder vielleicht schon der Thujylalkohol vor der Paarung hydratisiert worden ist.

Der Thujylalkohol erzeugt somit im Organismus wenigstens zwei Säuren: Thujyl- und p-Menthan-2,4-diolglykuronsäure.

Den angewandten Thujylalkohol verdanke ich der Firma Schimmel & Co. Derselbe zeigte den Siedep. 209 bis 210°, $d_{20} = 0 \cdot 9244$ und $[\alpha]_D = + 64 \cdot 12°$.

Es gelang mir weder die gepaarten Säuren noch ihre Salze zur Kristallisation zu bringen.

Die freien Säuren sind, wie die Menthanonolglykuronsäure rechtsdrehend.

Hydrolyse der Stoffwechselprodukte bei Zimmertemperatur.

600 g basischen Bleisalzes wurden durch H_2S zersetzt, das Filtrat vom Schwefelwasserstoff befreit und unter Kühlung in Eis–Kochsalzmischung mit 20 prozent. Schwefelsäure in kleinen Portionen versetzt, bis der Gehalt der Schwefelsäure 5 Proz. betrug. Die saure Lösung

[1] Wallach, *Ann. d. Chem.* 1908. Bd. CCCLX. S. 93.

wurde ca. 2 Tage an der Schüttelmaschine geschüttelt, unter Eiskühlung mit Soda neutralisiert und die leichtflüchtigen Produkte mit Wasserdampf ausgetrieben. Nach dem Erkalten wurde die Lösung mehrmals mit Essigester ausgeschüttelt. Die ätherischen Auszüge hinterließen, nach dem Abdestillieren des Äthers, ein gelbliches, beinahe geruchloses Öl, das nach längerem Stehen im Eisschrank allmählich erstarrte. Die Kristallmasse wurde durch Aufstreichen auf Ton von der zähen Mutterlauge befreit und wiederholt aus Methylalkohol umkristallisiert. Man bekommt so schuppenförmige, hygroskopische Kristalle, die unscharf bei 54 bis 59° schmelzen.

Die Analyse ergab:

0·1532 g gaben 0·3876 g CO_2 und 0·1566 g H_2O.
0·1547 g gaben 0·3920 g CO_2 und 0·1558 g H_2O.

Ber. für $C_{10}H_{20}O_2$	Gef.	
C = 69·69 %	69·00	69·11 %
H = 11·73	11·43	11·27

Es lag also ein zweiwertiger Alkohol vor.

Das Destillat nach der Wasserdampfdestillation wurde mit Kochsalz gesättigt und ausgeäthert. Nach dem Abdestillieren des Äthers blieb ein braunes Öl zurück, welches fraktioniert wurde. Beinahe der größte Teil sott unter 180°, enthielt also Kohlenwasserstoff. Es gingen nur einige Tropfen oberhalb 200° über, die jedoch den Geruch von sowohl Thujylalkohol als Terpinenol erkennen ließen.

2. Bicyklo-(0-, 1-, 3-) hexenderivate.

a) Sabinol $C_{10}H_{16}O$.

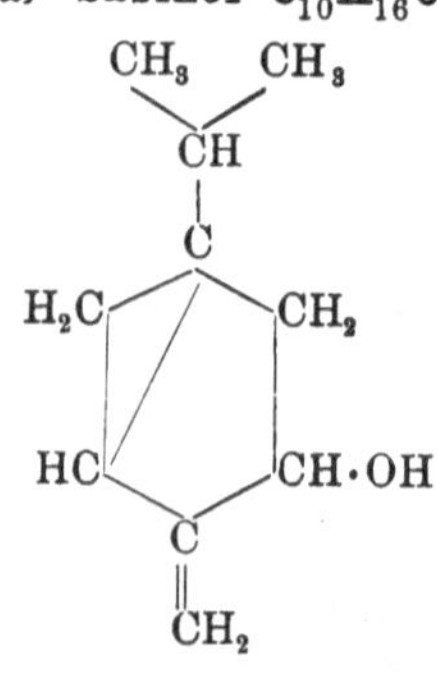

Der Annahme von Fromm, Hildebrandt und Clemens[1], daß

[1] Fromm u. Hildebrandt, *Zeitschr. f. phys. Chem.* 1901. Bd. XXXIII. S. 593. — Fromm u. Clemens, *Ebenda.* 1903. Bd. XL. S. 251. — Fromm, *Ebenda.* 1904. Bd. XLI. S. 243.

das Sabinol unverändert im Molekül die Paarung mit Glykuronsäure eingeht, obwohl die genannten Forscher hierfür keine anderen Argumente anführen, als das Auftreten von p-Cymol beim Kochen des „Sabinolharns“ mit verdünnter Mineralsäure, schließe ich mich an, da es mir schließlich gelungen ist zu analysenreinen Derivaten zu gelangen.

Mit Rücksicht auf das Schicksal des Thujylalkohols ist es nicht ohne weiteres von der Hand zu weisen, daß auch beim Sabinol der Trimethylenring unter Wasseraufnahme gesprengt werde. Hierbei würde ein ungesättigter, zweiwertiger Alkohol $C_{10}H_{18}O_2$ entstehen, der durch Wasserabspaltung auch p-Cymol geben müßte.

Somit kommt dem p-Cymol hierbei keine bindende diagnostische Bedeutung zu, besonders als Fromm und Hildebrandt bei der Oxydation von „Sabinolharn“ nicht · α-Tanacetogendicarbonsäure[1] erhielten, die notwendigerweise entstehen müßte:

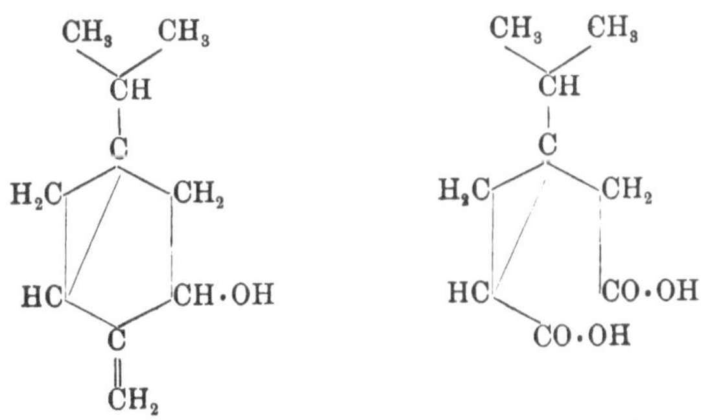

Sabinol $\qquad$ α-Tanacetogendicarbonsäure

Die Annahme von Fromm und Hildebrandt, daß bei dieser Oxydation ein Rest von Glykuronsäure an dem alicyklischen Molekül hängen geblieben wäre, möchte ich nicht akzeptieren, denn dieser Fall würde ohne jedes Analogon dastehen. Bei jeder gepaarten Säure, auch beim Oxydieren in der Kälte, habe ich eine ziemlich frühzeitige Spaltung in den Komponenten beobachtet.

Nun aber ist es nicht unwahrscheinlich, daß bei einem Teil des verabreichten Sabinols, ex analogia mit Thujylalkohol, gerade durch Wasseraufnahme der Trimethylenring unter Bildung von 1-Methen-4-isopropylcyklohexen-2,4-diol gesprengt wird:

[1] Vgl. Fromm, *Ber. d. deutsch. chem. Ges.* 1900. Bd. XXXIII. S. 1203.

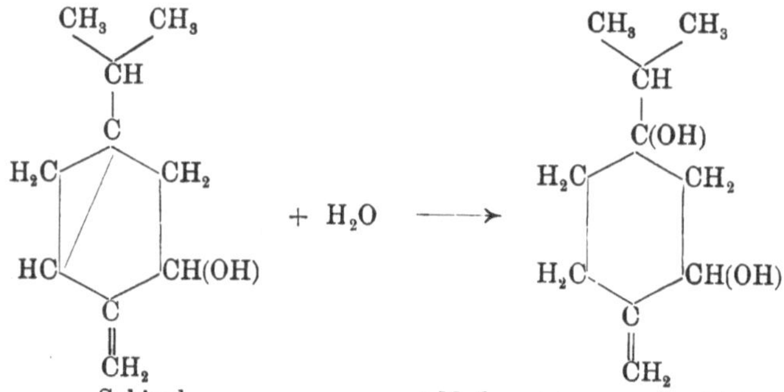

Sabinol 1-Methen-4-isopropyl-cyklohexen-2,4-diol

Diese Verbindung würde mit aller Wahrscheinlichkeit aliphatische Säuren geben, die u. a. die Kristallisation von α-Tanacetogendicarbonsäure eventuell verhindern können.

Das erste sabinolglykuronsaure Salz, das ich in kristallinischem Zustand gewinnen konnte, war das Strychninsalz. Es kristallisiert mit 2 bzw. 3 Molekülen Wasser. Bei rascher Abscheidung kommt das Salz mit 2 und bei langsamer mit 3 Molekülen Kristallwasser heraus. Beim Erhitzen auf 100 bis 105° verliert das letztgenannte Salz sein Kristallwasser bis auf 2 Moleküle. Wasserfreier konnte ich die beiden Salze nicht erhalten. Höher erhitzt beginnen dieselben braun zu werden.

Über das Strychninsalz konnte nun das Ba-, K- und Na-Salz in schönen Kristallen dargestellt werden. *Das Na-Salz verlor bei 105 bis 110° sein Kristallwasser, wodurch endgültig bewiesen wird, daß das Sabinol unverändert die Paarung mit Glykuronsäure eingeht.*

Die freie Säure aus reinem Ba-Salze dargestellt, kristallisiert schwer. Sie bleibt lange Zeit eine glasige, farblose Masse, die pulverisiert bei 82 bis 83° schmilzt und beim Auflösen in Wasser sich allmählich zersetzt.

Beim Oxydieren von sabinolglykuronsaurem Natrium bei Zimmertemperatur mit Kaliumpermanganat wurde eine Säure vom Schmelzpunkt 138 bis 139° erhalten, die wahrscheinlich α-Tanacetogendicarbonsäure ist, obwohl ich vorläufig über so kleine Mengen davon verfüge, daß dieselbe nicht zur Analyse ausreicht.

Das angewandte Sabinol verdanke ich der Firma Schimmel & Co. Es zeigte den Siedep. 209 bis 212°, $d_{20} = 0{\cdot}9434$ und $[\alpha]_D = +\,15{\cdot}91°$.

Das basische Bleisalz wurde mit 10 prozent. Schwefelsäure in der Kälte zersetzt und das Filtrat baldigst mit $BaCO_3$ neutralisiert. Der $BaSO_4$-Niederschlag wurde abfiltriert und gut gewaschen. Das Filtrat und das Waschwasser wurden im Vakuum eingeengt. Der braune

Sirup wurde in wenig Wasser gelöst, filtriert, in der Wärme quantitativ mit einer konzentrierten Strychninsulfatlösung gefällt, wiederum filtriert und das Filtrat im Eisschrank über Nacht stehen gelassen. Am folgenden Tage wurden die schönen, radiär in Gruppen angeordneten, bis etwa 1 cm langen, ziemlich derben Nadeln abfiltriert, mit kaltem Wasser gewaschen und aus heißem Wasser umkristallisiert.

Das Salz sintert bei 190° und schmilzt scharf bei 196 bis 197°. Es ist schwerlöslich in kaltem Wasser, ziemlich leicht in heißem. In Alkohol, Äther, Aceton, Essigester, Benzol, Chloroform und Petroleumäther ist es bei Zimmertemperatur ziemlich schwerlöslich. Es kristallisiert mit zwei Molekülen Kristallwasser, das nicht ohne gleichzeitige Zersetzung abgeht.

0·2168 g gaben 0·5085 g CO_2 und 0·1359 g H_2O.
0·1505 g gaben 0·3530 g CO_2 und 0·0920 g H_2O.
0·2127 g gaben 0·0084 g N_2 (nach Kjeldahl).
0·3125 g gaben 0·0125 g N_2 (nach Kjeldahl).

Ber. für $C_{37}H_{46}O_9N_2 + 2H_2O$	Gef.	
C = 63·56 %	63·97	63·97 %
H = 7·23	7·01	6·84
N = 4·01	3·95	4·00

Optische Drehung. 0·4614 g Substanz wurden in Alkohol gelöst und genau auf 20 ccm bei 20° aufgefüllt. $c = 2·307$, $l = 2$ Dm, $\alpha = -1·83°$ bei 20°.

$$[\alpha]_D = -39·66°.$$

Aus der Mutterlauge schied sich beim Einengen eine in verfilzten glänzenden Nadeln kristallisierende Substanz aus, die den Schmelzpunkt 192 bis 193° zeigte und bei der Analyse folgende Werte gab:

0·1596 g gaben 0·3637 g CO_2 und 0·1005 g H_2O.
0·1600 g gaben 0·00625 g N_2 (nach Kjeldahl).

Ber. für $C_{37}H_{46}O_9N_2 + 3H_2O$	Gef.
C = 61·96 %	62·15 %
H = 7·33	7·04
N = 3·92	3·91

Optische Drehung. 0·1618 g Substanz wurden in Alkohol gelöst und bei 20° genau auf 10 ccm aufgefüllt. $c = 1·618$, $l = 1$ Dm, $\alpha = -0·60°$ bei 20°.

$$[\alpha]_D = -37·08°.$$

0·3766 g Substanz verloren bei 105° 0·0093 g an Gewicht.

Ber. für $C_{37}H_{46}O_9N_2 + 3H_2O : 1H_2O$	Gef.
H_2O = 2·58 %	H_2O = 2·39 %

Wenn eine in der Wärme übersättigte Lösung dieses Salzes ziemlich rasch abgekühlt wurde, schied sich das Salz mit 2 Molekülen H_2O aus.

Das Strychninsalz wurde in heißem Wasser gelöst und zu der

Lösung feinpulverisiertes Bariumhydroxid zugesetzt. Nach dem Erkalten wurde das ausgeschiedene Strychnin abfiltriert und das Filtrat so lange mit Chloroform ausgeschüttelt, bis die Fröhdesche Reaktion negativ wurde. Die strychninfreie Lösung wurde bei gelinder Wärme von Chloroform befreit und mit Kohlensäure gesättigt. Das ausgeschiedene $BaCO_3$ wurde abfiltriert und das Filtrat auf dem Wasserbade eingeengt bis sich Kristalle abzuscheiden begannen. Nach sechsstündigem Stehen im Eisschrank wurden die Kristalle abgesaugt und aus heißem Wasser umkristallisiert. Das Bariumsalz kristallisiert in radiär angeordneten, bis $1\,^1/_2$ cm langen, glänzend weißen Nadeln. Es ist nicht besonders leichtlöslich in kaltem Wasser, schwerlöslich in Alkohol bei Zimmertemperatur, leichter in der Wärme, unlöslich in anderen gebräuchlichen organischen Solventien.

Aus dem Bariumsalze wurde durch Umsetzen mit dem betreffenden Sulfat das K- und Na-Salz dargestellt. Beide kristallisierten schön. Das K-Salz wurde vorläufig nicht näher untersucht. Das Na-Salz enthält ein Molekül Kristallwasser, welches bei 105 bis 110° abgeht.

0·3816 g verloren bei 105 bis 110°, zur Gewichtskonstanz getrocknet, 0·0186 g H_2O.

Ber. für $C_{16}H_{23}O_7Na + H_2O$	Gef.
H_2O = 4·89 %	4·72 %

0·1133 g wasserfreien Salzes gaben 0·2248 g CO_2 und 0·0658 g H_2O.
0·1252 g „ „ „ 0·2508 g CO_2 und 0·0740 g H_2O.
0·1201 g „ „ „ 0·0247 g Na_2SO_4.

Ber. für $C_{16}H_{23}O_7Na$	Gef.	
C = 54·81 %	54·11	54·63 %
H = 6·63	6·50	6·62
Na = 6·58		6·67

Sowohl beim Na- als K- und Ba-Salze ist die semicyklische Doppelbindung nachweisbar: sowohl Brom als alkalische Kaliumpermanganatlösung werden sofort entfärbt.

Oxydation des Natriumsalzes.

3 g sabinolglykuronsauren Natriums wurden bei Zimmertemperatur mit 5 prozent. Kaliumpermanganatlösung in kleinen Portionen versetzt, bis die rote Farbe über Nacht bestehen blieb. Ätherischer Geruch trat inzwischen nicht auf. Die Ursache ist wohl darin zu suchen, daß die semicyklische Gruppe früher zu Carboxyl oxydiert wird, als die Bindung zwischen Paarling und Glycuronsäure aufgehoben wird, d. h. das Sabinol ist bei der Spaltung wenigstens zu einer einbasischen Säure verwandelt, deren K-Salz geruchlos ist.

Am folgenden Tage wurde mit Alkohol entfärbt und der Manganschlamm abfiltriert. Das Filtrat wurde mit verdünnter Schwefelsäure beinahe neutralisiert und auf dem Wasserbade eingeengt, bis Kristallisation erfolgte. Nach dem Abfiltrieren der Kristalle, wurde die Lösung mit verdünnter Schwefelsäure angesäuert und mit Äther erschöpft. Die ätherischen Auszüge hinterließen beim spontanen Verdunsten ein farbloses Öl, welches in einigen Tagen erstarrte. Die Kristalle wurden durch Aufstreichen auf Ton von der zähen Mutterlauge befreit und aus heißem Wasser umkristallisiert. Auf diese Weise wurden weiße Kristalle erhalten, die bei 138 bis 139° schmolzen. Die kleine Menge reichte nicht mehr zur Analyse aus.

b) Sabinen $C_{10}H_{16}$.

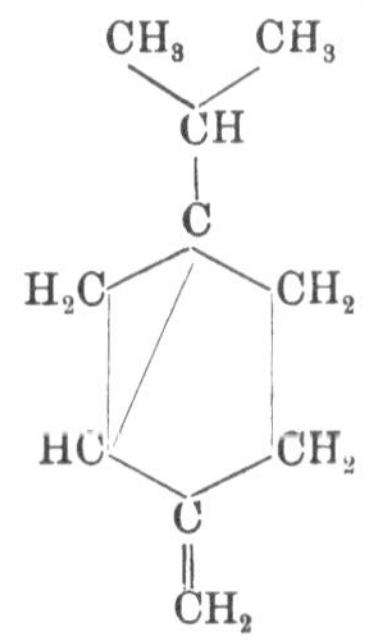

Beim Sabinen kann Oxydation, Hydratation oder beides zugleich a priori in Frage kommen.

Durch Oxydation könnte nun erstens Sabinol entstehen. Das ist jedoch nicht der Fall, da die gepaarte Säure keine kristallisierende Salze liefert. Zweitens könnte die Oxydation an den zwei übrigen sekundären Kohlenstoffatomen geschehen. Drittens schließlich am tertiären C-Atom.

Daß beim Sabinen die semicyklische Gruppe primär nicht angegriffen wird, beweist der Umstand, daß die Doppelbindung bei der gepaarten Säure noch nachweisbar ist.

Da bei der Hydrolyse mit verdünnten Mineralsäuren in der Wärme p-Cymol[1] auftritt, folgt hieraus, daß reine Hydratation nicht stattgefunden hat, d. h. eine Verbindung von der Zusammensetzung $C_{10}H_{18}O$ kann nicht in p-Cymol und Wasser zerfallen.

Sabinen wird also wenigstens oxydiert. Jedenfalls bleibt jedoch

[1] Fromm u. Hildebrandt, *Zeitschr. f. phys. Chem.* 1901. Bd. XXXIII. S. 592.

die Möglichkeit übrig, daß beim Sabinen neben Oxydation auch Sprengung des Trimethylenrings vorkommen kann, denn ungesättigte zweiwertige Alkohole $C_{10}H_{18}O_2$ können durch wasserabspaltende Mittel Cymol liefern.

Nun entsteht die Frage: an welchem C-Atom ist die Oxydation geschehen?

Sabinen gehört nun zu denjenigen Terpenen, die empfindlich gegen verdünnte Mineralsäuren sind. Beim Behandeln von Sabinen mit verdünnter Schwefelsäure in der Kälte hat Wallach[1] Terpinenterpin und Terpinenol-4 erhalten:

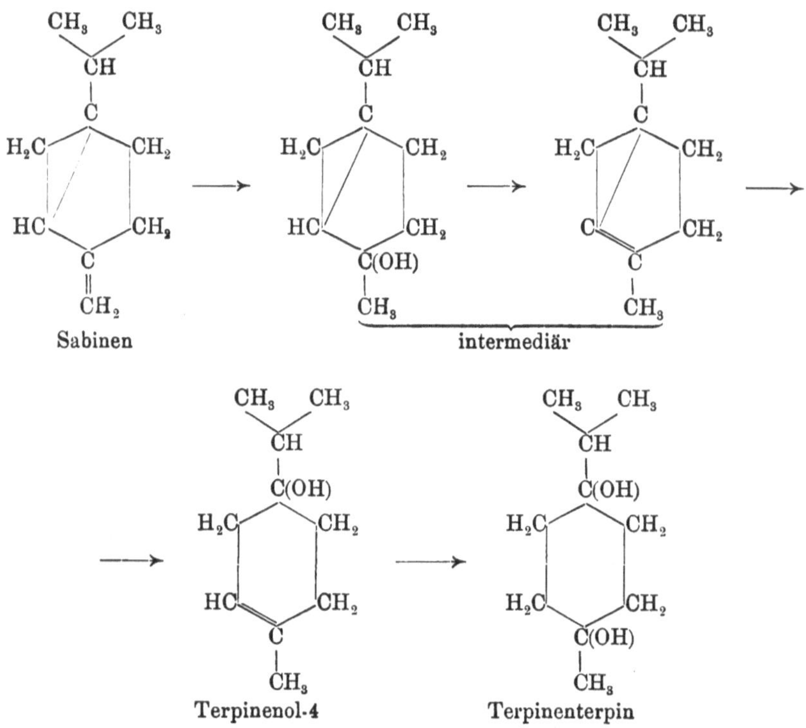

Es lag also nahe anzunehmen, daß das Sabinenol sich etwa ebenso unter den erwähnten Bedingungen verhalten würde, nur mit der Differenz, daß statt Terpinenterpins bzw. Terpinenols Glyzerin bzw. ungesättigtes Keton auftreten müßten, die schon vorher bekannt sind.

Da das Sabinol nicht in Frage kommt, hat man nur die drei übrigen Sabinenole zu berücksichtigen, die sich etwa folgendermaßen verhalten würden:

[1] Wallach, *Ann. d. Chem.* 1907. Bd. CCCLVI. S. 201 u. 215.

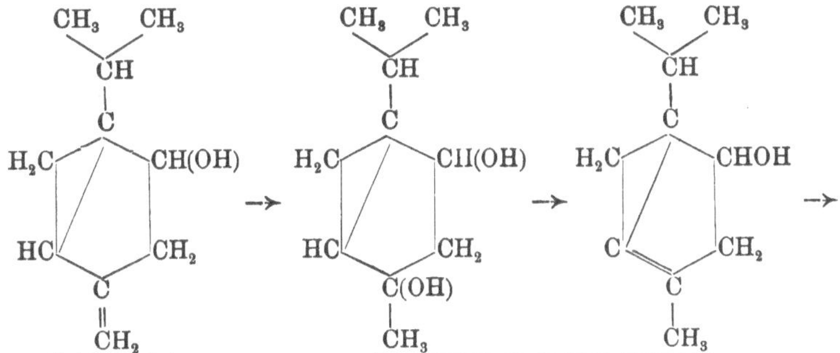

Sabinenol-3 intermediär

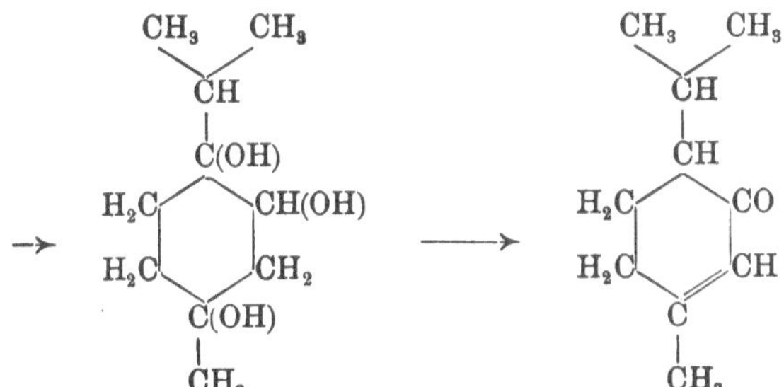

p-Menthantriol-1, 3, 4 [1] Δ^1-Menthenon-3 [2]

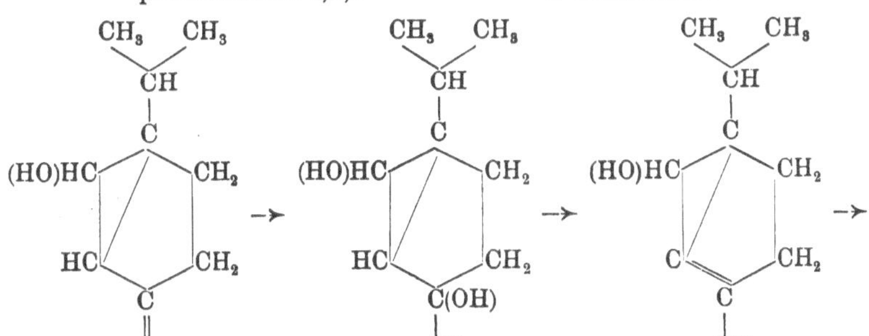

Sabinenol-5 intermediär

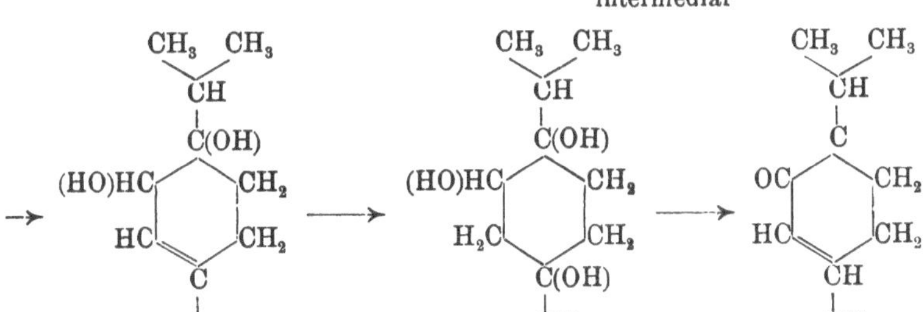

p-Menthantriol-1, 3, 4 Δ^1-Menthenon-3

[1] Wallach, *Ann. d. Chem.* 1908. Bd. CCCLXII. S. 270—271.
[2] Wallach, l. c. S. 272.

Schließlich würde das Sabinenol-6 folgendermaßen umgewandelt werden:

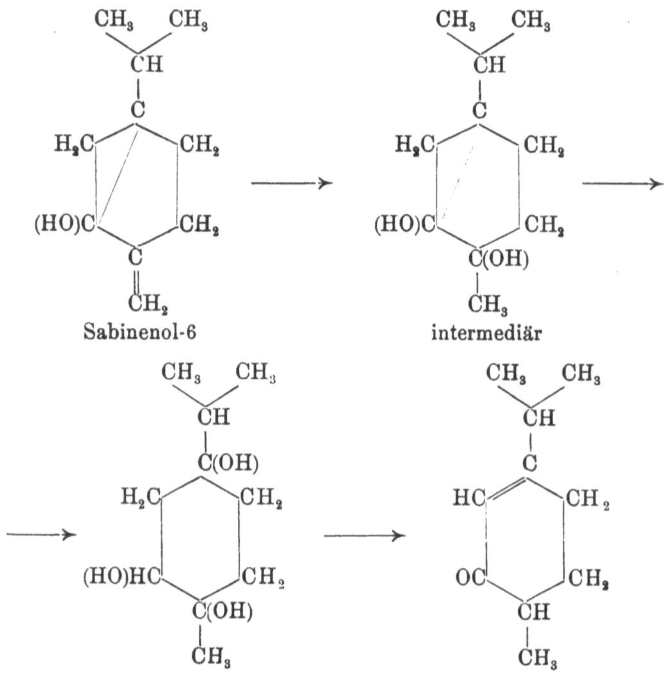

Also bei der Hydrolyse der Stoffwechselprodukte mit verdünnter Schwefelsäure bei Zimmertemperatur würde entweder p-Menthantriol-1, 3, 4 oder p-Menthantriol-1, 2, 4 entstehen. Im ersten Falle müßte man somit annehmen, daß das Sabinen zu Sabinenol-3 bzw. -5 im Organismus verwandelt ist, und im letzteren, daß Sabinenol-6 entstanden ist.

Nun braucht man nicht diese Glyzerine notwendigerweise rein darzustellen, weil bei deren Behandlung mit verdünnter Schwefelsäure in der Wärme Menthenon bzw. Carvenon entstehen, die je einen sehr charakteristischen Geruch besitzen. Die physikalischen Konstanten dagegen liegen zueinander ziemlich nahe. Man konnte deshalb kaum hoffen, zu so reinem Material gelangen zu können, daß eine Identifizierung auf diesem Wege möglich gewesen wäre.

Als ich nun die Stoffwechselprodukte mit verdünnter Schwefelsäure bei Zimmertemperatur hydrolysierte und hydratisierte, bekam

---

[1] Wallach, *Ann. d. Chem.* 1906. Bd. CCCL. S. 169—171.

[2] Wallach, *Ebenda.* 1907. Bd. CCCLVI. S. 216.

ich ein gelatinöses Produkt, das mit Schwefelsäure erwärmt neben Kohlenwasserstoff ein nach Menthon riechendes Keton lieferte, welches mit aller Wahrscheinlichkeit Δ^1-Menthenon ist.

Das Sabinen ist also, zum Teil wenigstens, entweder zu Sabinenol-3 oder Sabinenol-5 im Organismus oxydiert worden und als entsprechende gepaarte Glykuronsäure ausgeschieden.

Das angewandte Sabinen verdanke ich der Firma Schimmel & Co. Es siedete bei 163 bis 164°, zeigte das spezifische Gewicht $d_{20} = 0 \cdot 8409$ und $[\alpha]_D = + 75 \cdot 11°$.

Primär kristallisiert weder die freie Säure noch ihre Salze.

Hydrolyse der Stoffwechselprodukte bei Zimmertemperatur.

700 g basischen Bleisalzes wurden durch H_2S zersetzt, das vom Schwefelwasserstoff befreite Filtrat unter Eiskühlung mit 50 prozent. Schwefelsäure in kleinen Portionen versetzt, bis der Gehalt der Schwefelsäure 5 Proz. betrug und auf der Schüttelmaschine etwa 70 Stunden geschüttelt. Darauf wurde die Flüssigkeit unter Kühlung mit Soda neutralisiert und mit Essigester wiederholt ausgeschüttelt. Die ätherischen Auszüge wurden mit trockenem Natriumsulfat entwässert und der Äther auf dem Wasserbade abdestilliert. Das zurückgebliebene Öl wurde allmählich zähgelatinös, ohne Kristalle abzuscheiden. Die Masse (ca. 70 g) wurde in einem mit Rückflußkühler versehenen Kolben mit 10 prozent. Schwefelsäure ungefähr 4 Stunden erwärmt, darauf im Wasserdampf destilliert. Das Destillat wurde nach dem Sättigen mit Kochsalz ausgeäthert. Der Äther hinterließ ein braunes Öl, das fraktioniert wurde. Hierbei wurden zwei Fraktionen, die erste bis 177° und die zweite 177 bis 238° aufgefangen. Die letztere wurde noch wiederholt destilliert, wodurch schließlich ein bei 231 bis 235° siedendes stark nach Menthon riechendes, schwach gelbes Öl vom spezifischen Gewicht $d_{20} = 0 \cdot 9280$ erhalten wurde, welches bei der Analyse Werte gab, die darauf hinweisen, daß ein Keton $C_{10}H_{16}O$ vorlag.

0·1508 g gaben 0·437 g CO_2 und 0·1383 g H_2O.

	Ber. für $C_{10}H_{16}O$	Gef.
C =	78·86 %	79·10 %
H =	10·62	10·28

Das Menthenon entfärbte sowohl Brom als alkalische Permanganatlösung und gab ein Semicarbazon vom Schmelzpunkte 222 bis 224°[1], dessen kleine Menge zur Analyse nicht ausreichte.

---

[1] Das Semicarbazon von Δ^1-Menthenon schmilzt nach **Wallach** bei 224° bis 226° (*Ann.* Bd. CCCLXII. S. 272).

3. Bicyklo(1,1,3)-heptenderivate.

a) Pinen $C_{10}H_{16}$.

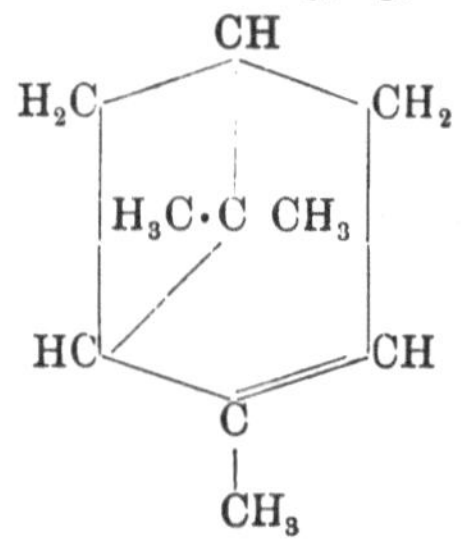

Daß das Pinen durch Oxydation und nicht etwa durch Hydratation hydroxyliert wird, beweist der Umstand, daß beim Kochen der Stoffwechselprodukte mit verdünnten Mineralsäuren der Kohlenwasserstoff $C_{10}H_{14}$ ensteht,[1] den ich als p-Cymol identifiziert habe.

Nun aber liegt die Möglichkeit vor, daß neben der Oxydation auch Hydratation zustande kommt, d. h. es würden Verbindungen von der Zusammensetzung $C_{10}H_{18}O_2$ bzw. $C_{10}H_{20}O_3$ entstehen. Durch diese sekundäre Hydratation könnten nun Stoffe von drei verschiedenen Typen auftreten, je nachdem, ob erstens der Tetramethylenring gesprengt wird, ob zweitens die Wasseranlagerung an der Doppelbindung geschieht, ob drittens beides zugleich zutrifft.

Wenn die Brücke aufgehoben werde, würde man, je nachdem, wo die Oxydation geschieht, zu folgenden ungesättigten, zweiwertigen Alkoholen gelangen:

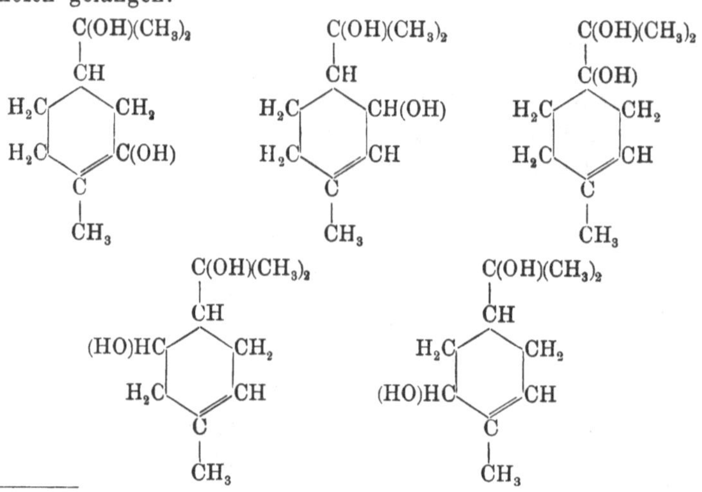

[1] Fromm u. Hildebrandt, *Zeitschr. f. phys. Chem.* 1901. Bd. XXXIII. S. 591.

Wenn aber die Hydratation an der doppelten Bindung zustande käme, würde Pinenglycol oder seine Isomeren enstehen:

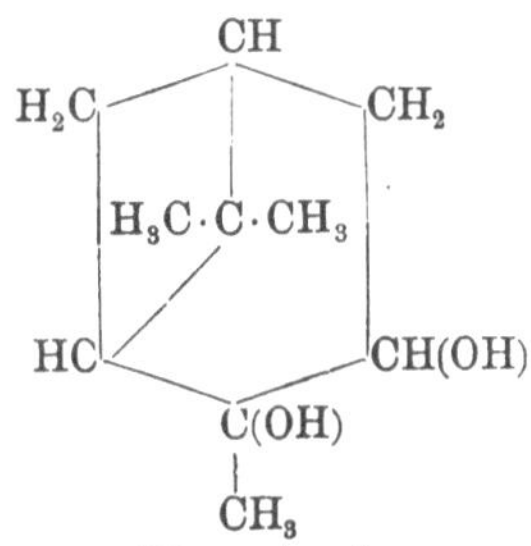

Pinenglycol

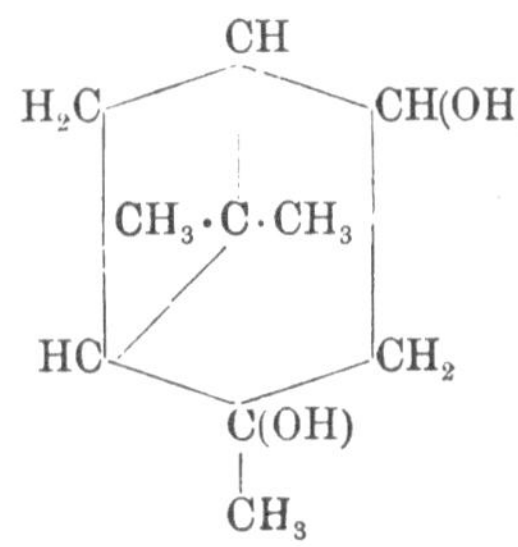

usw.

Wenn noch dazu der Tetramethylenring gesprengt wird, würden die folgenden Glyzerine auftreten:

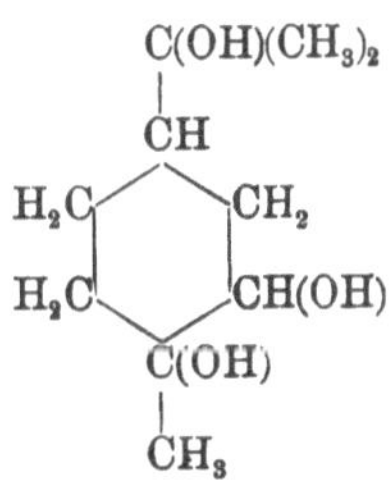

p-Menthantriol-1, 2, 8

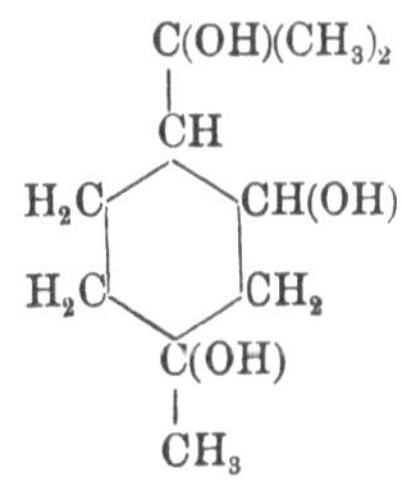

p-Menthantriol-1, 3, 8

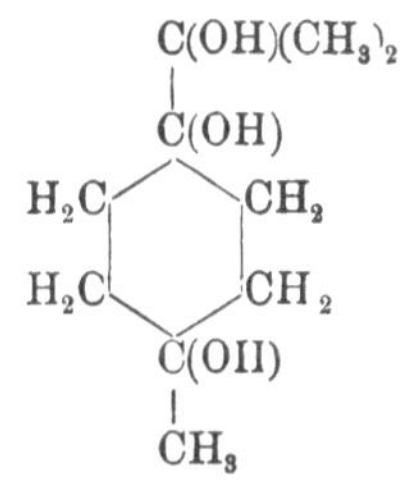

p-Menthantriol-1, 4, 8

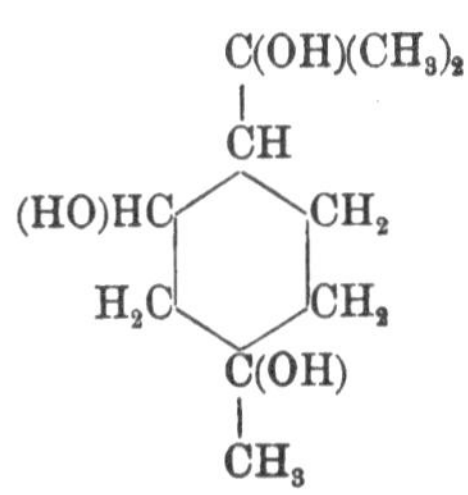

p-Menthantriol-1, 3, 8

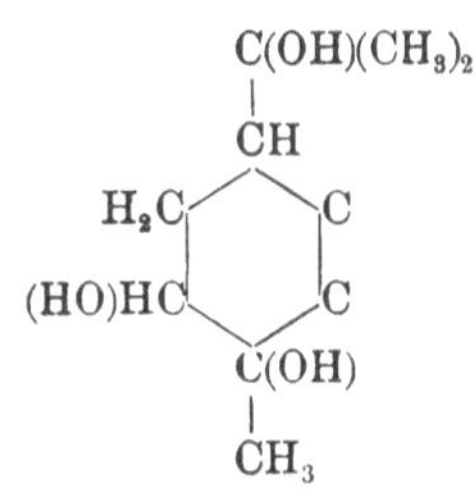

p-Menthantriol-1, 2, 8

Man sieht also, daß das Pinen sehr verwickeltem Schicksal ausgesetzt sein kann, ein Umstand, der die Analyse ungemein erschwert.

Wenigstens bei einem Teil der Stoffwechselprodukte ist die doppelte Bindung noch vorhanden, da sowohl Brom als alkalische Permanganatlösung sofort entfärbt werden. Ferner ließ sich durch Oxydation mit Brom und Alkali eine Säure isolieren, die event. Norpinsäure[1] ist, d. h. dann würde dem Pinenol folgende Konstitution zukommen:

---

[1] Vgl. v. Bayer, *Ber. d. deutsch. chem. Ges.* 1896. Bd. XXIX. S. 1910.

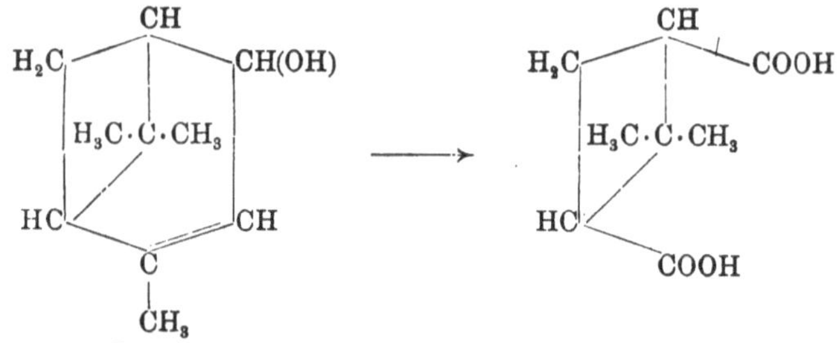

Pinenol → Norpinsäure

Also wenigstens ein Teil des Pinens wird durch einfache Oxydation hydroxyliert.

Ob auch gleichzeitige Hydratation vorkommt, darüber sind die Untersuchungen noch im Gange.

Das angewandte Pinen verdanke ich Herrn Prof. O. Aschan. Es hatte den Siedepunkt 154 bis 156°, $d_{20} = 0{\cdot}8574$ und $[\alpha]_D = +\ 43{\cdot}65°$.

Weder die freie Säure noch ihre Salze kristallisieren.

Beim Kochen der gepaarten Säure mit verdünnter Schwefelsäure wurde neben Glykuronsäure ein flüchtiges Öl erhalten, welches mehrmals destilliert, zuletzt über Natrium, den Siedepunkt 174 bis 176° zeigte.

20 g von diesem Öl wurden in einem mit Rückflußkühler versehenen Rundkolben unter Erwärmen auf dem Wasserbade und tüchtigem Schütteln mit 75 g Kaliumpermanganat in 2 Liter Wasser versetzt. Nach etwa 4 Stunden wurde der Manganschlamm abfiltriert und mit heißem Wasser gewaschen. Das Filtrat wurde mit verdünnter Schwefelsäure neutralisiert und zur Trockne verdampft. Der Rückstand wurde mit Alkohol ausgezogen, die vereinigten Auszüge auf dem Wasserbade eingedampft, die zurückgebliebene Masse mit Schwefelsäure angesäuert und ausgeäthert. Der Äther hinterließ ein farbloses Öl, welches allmählich im Eisschrank erstarrte. Die Kristalle wurden auf Ton aufgestrichen und mehrmals aus heißem Wasser umkristallisiert. Schmelzpunkt 154 bis 156°.

Die Analyse ergab:

0·1482 g Substanz gaben 0·3608 g CO_2 und 0·0830 g H_2O.

	Ber. für $C_{10}H_{12}O_3$	Gef.
C =	66·62 %	66·39 %
H =	6·73	6·28

Es handelte sich also um p-Oxyisopropylbenzoësäure, welche charakteristisch unter den Oxydationsprodukten des p-Cymols ist.[1]

---

[1] Wallach, *Ann. d. Chem.* 1891. Bd. CCLXIV. S. 10–11.

Oxydation des Stoffwechselproduktes.

500 g basischen Bleisalzes wurden durch H_2S entbleit, die saure Lösung vorsichtig auf dem Wasserbade eingeengt, mit Soda neutralisiert, bei Zimmertemperatur unter tüchtigem Turbinieren mit Natriumhypobromitlösung (160 g Br in $2^1/_2$ Liter 4 prozent. NaOH-Lösung) in kleinen Portionen versetzt und während einer Woche beiseite gestellt.

Dann wurde die Flüssigkeit ausgeäthert, mit verdünnter Schwefelsäure neutralisiert, das überschüssige Hypobromit durch Natriumbisulfitlösung zerstört, mit Schwefelsäure angesäuert und wieder mit Äther gründlich erschöpft. Der Äther hinterließ ein beinahe farbloses Öl, welches nach längerem Stehen im Eisschrank allmählich erstarrte. Die Kristalle wurden durch Aufstreichen auf Ton von der anhaftenden, zähen Mutterlauge befreit und aus heißem Wasser umkristallisiert. Nach längerem Verweilen im Exsikkator zeigte die Substanz den Schmelzpunkt 170 bis 174°, konnte aber wegen der kleinen Menge nicht weiter gereinigt werden. Die Analyse stimmt leidlich auf die Formel der Norpinsäure.

0·1129 g Substanz gaben 0·2284 g CO_2, 0·0705 g H_2O.

Ber. für $C_8H_{12}O_4$	Gef.
C = 55·78 %	55·17 %
H = 7·04	7·00

b) Nopinen $C_{10}H_{16}$.

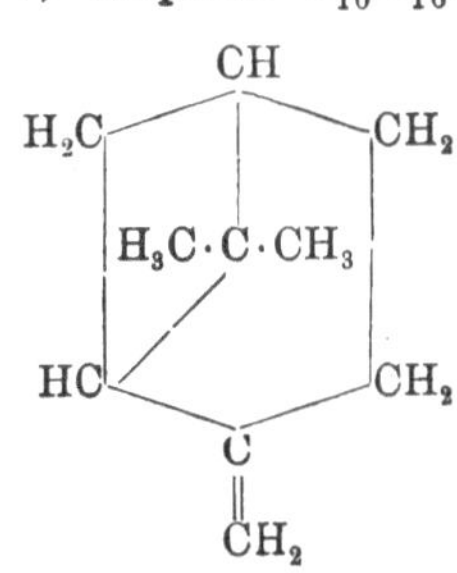

Auch die Nopinenolglykuronsäure liefert p-Cymol beim Kochen mit verdünnter Schwefelsäure. Also reine Hydratation kommt auch beim Nopinen nicht vor.

Die doppelte Bindung ist auch hier noch da. Die Oxydation ist folglich nicht an der semicyklischen Bindung geschehen, sondern irgend anderswo. Ex analogia mit Pinen, kommen nun in erster Linie diese zwei Nopinenole in Betracht:

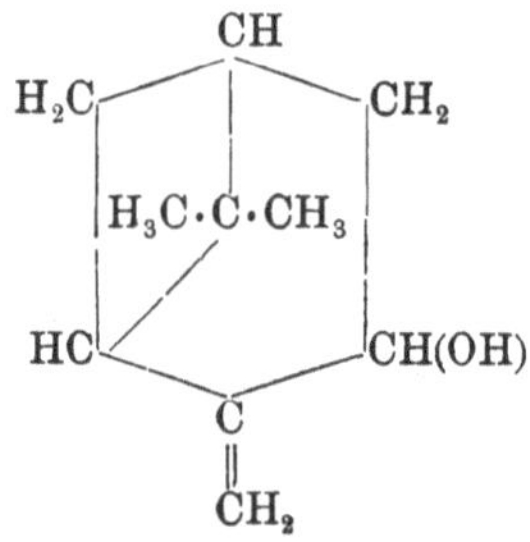

oder

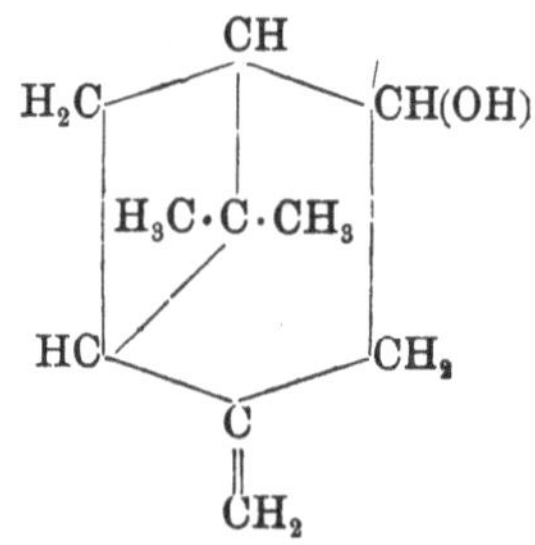

Das erste würde bei der Oxydation aller Wahrscheinlichkeit nach u. a. Pinon[1] — bzw. Pinsäure[2] geben:

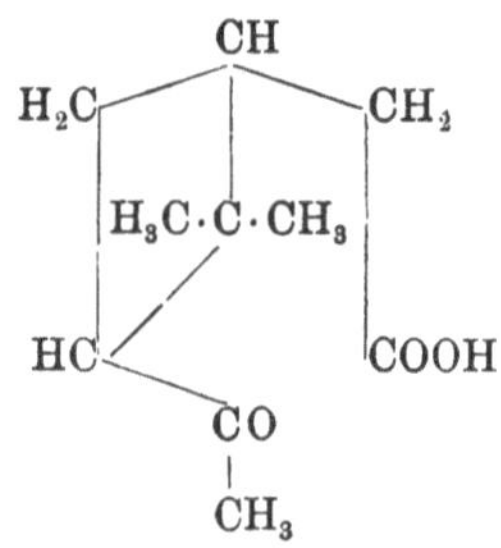

Pinonsäure

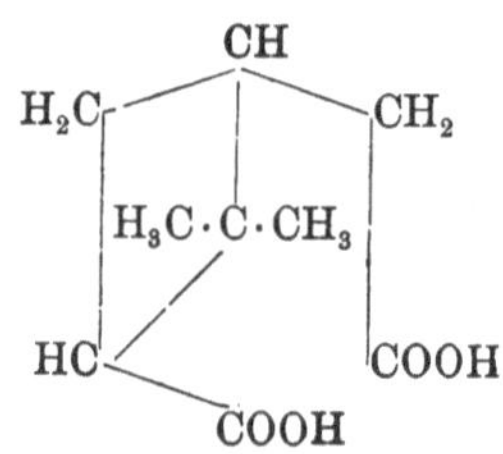

Pinsäure

und das zweite Norpinsäure, event. Pinononsäure:[3]

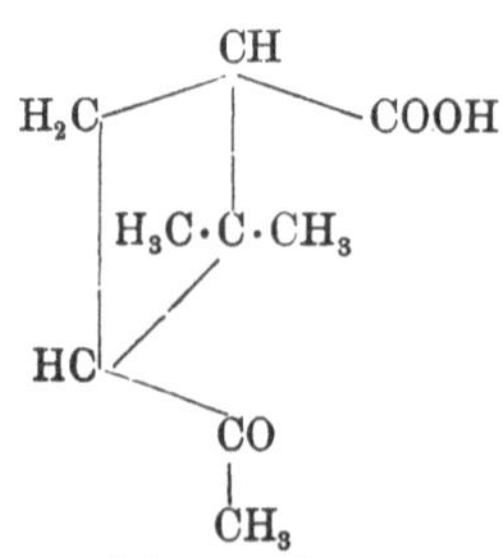

Pinononsäure

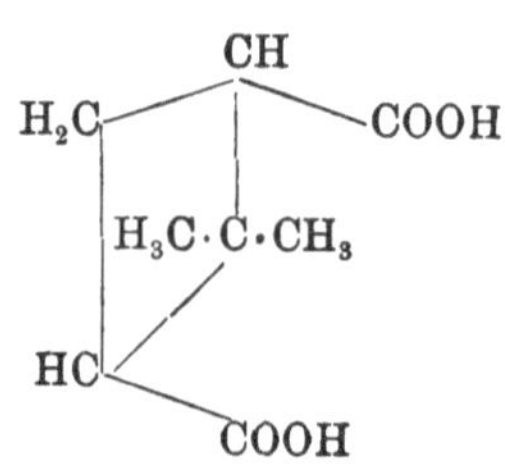

Norpinsäure

Bei der Oxydation des Stoffwechselproduktes sowohl mit Permanganat als Hypobromit bekam ich Oxydationsprodukte, die Gemische von verschiedenen Säuren darstellen, deren Reinigung wegen Mangels an ausreichendem Material vorläufig nicht gelang.

Ob beim Nopinen neben Oxydation auch Hydratation vorkommt, muß noch dahingestellt bleiben.

---

[1] Vgl. v. Bayer, *Ber. d. deutsch. chem. Ges.* 1896. Bd. XXIX. S. 22.
[2] Vgl. v. Bayer, *Ebenda.* S. 25.
[3] Vgl. Wagner, *Ber. d. deutsch. chem. Ges.* 1896. Bd. XXIX. S. 881.

Das angewandte Nopinen verdanke ich Herrn Prof. O. Aschan. Es zeigte den Siedepunkt 163 bis 164°.

Weder die freie gepaarte Säure noch ihre Salze kristallisieren. Durch Hydrolyse mit verdünnter Schwefelsäure wurde ein bei 175° siedendes Öl erhalten, welches in obiger Weise als p-Cymol identifiziert wurde.

Oxydation der Stoffwechselprodukte.

300 g basischen Bleisalzes wurden durch H_2S entbleit, die saure Lösung mit Soda neutralisiert, bei Zimmertemperatur unter tüchtigem Turbinieren mit 2 prozent. Kaliumpermanganatlösung versetzt, bis die rote Farbe bestehen blieb. Dann wurde vom Manganschlamm abfiltriert, das Filtrat unter Einleiten von Kohlensäure auf dem Wasserbade eingeengt, bis Kristalle sich abzuscheiden begannen und über Nacht im Eisschrank stehen gelassen. Der Kristallkuchen wurde abgenutscht, das Filtrat mit verdünnter Schwefelsäure angesäuert und ausgeäthert. Nach dem Verdunsten des Äthers bei Zimmertemperatur blieb ein gelbliches Öl zurück, welches nach längerem Stehen im Eisschrank nur teilweise erstarrte. Die Kristalle wurden auf Ton gestrichen und aus Wasser umkristallisiert. Schmelzpunkt unscharf bei 70 bis 80°. Durch Umkristallisieren wurde eine schwerlöslichere Fraktion, deren Schmelzpunkt allmählich auf 95 bis 100° anstieg und zwei andere Fraktionen erhalten, die viel niedrigere Schmelzpunkte zeigten bzw. zähflüssig blieben. Die Reinigung war mit so großen Substanzverlusten verbunden, daß ich schließlich nicht mehr über ausreichendes Material verfügte.

Weitere 300 g basischen Bleisalzes wurden zur Oxydation mit Natriumhypobromit verbraucht. Das Verfahren war dasselbe wie beim Pinen. Auch hierbei bekam ich ein Gemisch von mehreren Säuren, deren Reindarstellung sehr lästig war und mir nicht gelang.

4. Bicyklo(1,2,2)-heptanderivate.

a) Camphan $C_{10}H_{18}$.

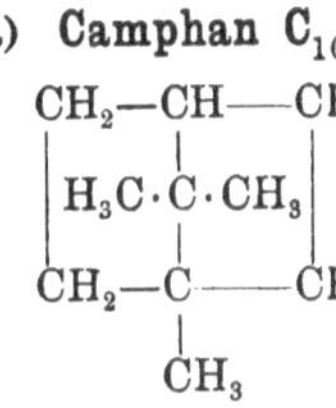

Beim Camphan als vollkommen gesättigter Kohlenwasserstoff, kann die Hydroxylierung ohne Ringsprengung primär nur durch Oxydation zustande kommen.

Es würden also Borneole entstehen, entweder gewöhnliches Borneol:

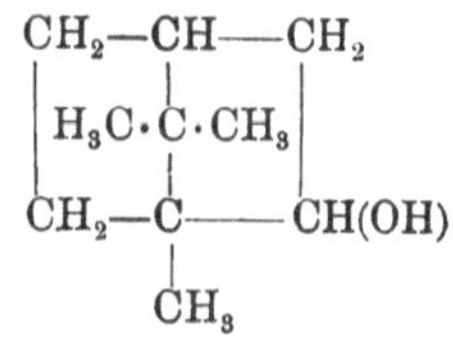

oder „β-Borneol“:

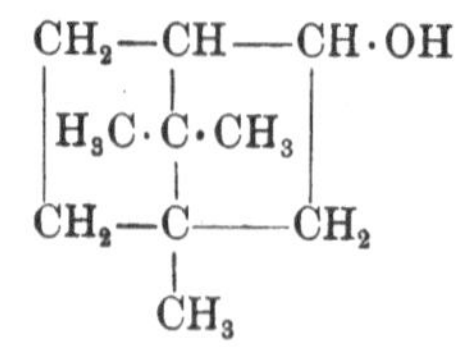

Das Zinksalz der gepaarten Säure kristallisiert, ebenso die freie Säure selbst. Das Zn-Salz hat die Zusammensetzung $C_{32}H_{50}O_{14}Zn + 2H_2O$, und die wasserfreie Säure $C_{16}H_{26}O_7$, also ganz wie die Borneolglykuronsäuren.[1]

Durch Hydrolyse mit verdünnten Säuren bekommt man neben Glykuronsäure ein Borneol vom Schmelzpunkt 199 bis 201°, welches schwach linksdrehend ist. Das Camphan selbst ist wegen der Symmetrie des Moleküls inaktiv. Hieraus folgt, daß die l-Modifikation in größerem Umfang die Paarung eingegangen hat, als die d-Komponente, gerade wie der Fall beim r-Borneol[2] ist.

Durch Oxydation der gepaarten Säure mit Chromsäure erhält man einen Campher, dessen Oxim bei 114 bis 115° schmilzt.[4] Das Oxim des β-Camphers hat nach Bredt und Hilbing[3] den Schmelzpunkt 103 bis 104°, folglich ist das im Organismus entstandene Borneol ein Gemisch von r- und l-Borneol.

Das Camphan wird also im Organismus zu Borneol oxydiert und als r- bzw. l-Borneolglykuronsäure ausgeschieden.

Das angewandte Camphan verdanke ich Herrn Prof. O. Aschan. Es zeigte den Schmelzpunkt 161 bis 163° und war optisch inaktiv.

---

[1] Fromm u. Clemens, *Zeitschr. f. phys. Chem.* 1902. Bd. XXXIV. S. 385. Hämäläinen, *Skand. Arch. f. Physiol.* 1909. Bd. XXIII. S. 85.

[2] Hämäläinen, l. c., S. 97.

[3] Bredt u. Hilbing, *Chem.-Ztg.* 1911. Bd. XXXV. S. 765.

[4] Das Oxim des gewöhnlichen „α“-Camphers schmilzt bei 115° (Nägeli, *Ber. d. dtsch. chem. Ges.* 1883. Bd. XVI. S. 498).

Aus dem basischen Bleisalze wurde über das Bariumsalz das Zinksalz durch Umsetzen mit Zinksulfat dargestellt. Es schmilzt nicht, sondern zersetzt sich gegen 200° und hat die Zusammensetzung $C_{32}H_{50}O_{14}$ Zn + 2 H_2O.

0·1324 g Substanz gaben 0·2466 g CO_2 und 0·0819 g H_2O.
0·1502 g Substanz gaben 0·0159 g ZnO.

Ber. für $C_{32}H_{50}O_{14}Zn + 2H_2O$	Gef.
C = 50·53 %	50·80 %
H = 7·18	6·92
Zn = 8·61	8·51

Aus dem Zinksalze wurde die freie Säure auf folgende Weise dargestellt: 2 g reinen Zinksalzes wurden mit etwas weniger als der berechneten Menge 5 prozent. Schwefelsäure gut angerührt und im Vakuum spontan zur Trockne verdunsten gelassen. Der Rest wurde mit absolutem Äther extrahiert. Die ätherische Lösung hinterließ eine schneeweiße, kristallinische Masse, die nach dem Umkristallisieren aus heißem Wasser und längerem Verweilen im Vakuumexsikkator den Schmelzpunkt 163 bis 165° zeigte.

Die Analyse ergab:

0·1425 g Substanz gaben 0·3032 g CO_2 und 0·1017 g H_2O.

Ber. für $C_{16}H_{26}O_7$	Gef.
C = 58·14 %	58·02 %
H = 7·95	8·00

Optische Drehung: 0·1810 g der wasserfreien Säure wurden in H_2O gelöst und bei 20° genau auf 10 ccm aufgefüllt. $c = 1·81$, $l = 1$ Dm, $\alpha = -1·03°$ bei 20°.

$$[\alpha]_D = -56·91°.$$

Da die r-Borneolglykuronsäure[1] $[\alpha]_D = -47·93°$ und die l-Säure[1] $[\alpha]_D = -69·03°$ besitzt, war die aus Camphan entstandene ein Gemisch von diesen beiden.

Hydrolyse mit verdünnter Schwefelsäure.

60 g basischen Bleisalzes wurden mit 10 prozent. Schwefelsäure etwa 6 Stunden gekocht, mit Wasserdampf destilliert, das Destillat mit Kochsalz gesättigt, die ausgeschiedene Masse abfiltriert und aus wäßrigem Alkohol einigemal umkristallisiert. Schmelzpunkt 199 bis 201°. Bei der Analyse wurden folgende Werte erhalten:

---

[1] Hämäläinen, *Skand. Arch. f. Physiol.* 1910. Bd. XXIII. S. 89 und 93.

0·1522 g Substanz gaben 0·4357 g CO_2 und 0·1600 g H_2O.

Ber. für $C_{10}H_{18}O$	Gef.
C = 77·83 %	78·07 %
H = 11·79	11·76

Optische Drehung: 0·1630 g Borneol wurden in Alkohol gelöst und genau auf 10 ccm aufgefüllt (bei 20°). $c = 1·63$, $l = 1$ Dm, $\alpha = - 0·09$ bei 20°.

$$[\alpha]_D = - 5·52°.$$

Oxydation mit Chromsäure.

60 g basischen Bleisalzes wurden durch H_2S zersetzt, die saure Lösung bei gelinder Wärme eingeengt, der braune Sirup in Eisessig gelöst, in einem mit Rückflußkühler versehenen Rundkolben unter Erwärmen im Wasserbade allmählich mit etwa 30 g Chromsäure versetzt, noch ungefähr 3 Stunden erwärmt, mit Wasserdampf destilliert, das Destillat mit Kochsalz gesättigt, die ausgeschiedene feste Masse abfiltriert und aus wäßrigem Alkohol mehrmals umkristallisiert. Schmelzpunkt 176 bis 177°.

Die Analyse ergab:

0·1428 g Substanz gaben 0·4106 g CO_2 und 0·1401 g H_2O.

Ber. für $C_{10}H_{16}O$	Gef.
C = 78·86 %	78·41 %
H = 10·62	10·99

0·2 g von diesem Campher wurden mit 3 ccm Alkohol verflüssigt, mit 0·3 g Hydroxylaminchlorhydrat in $^1/_2$ ccm 40 prozent. NaOH versetzt und auf dem Wasserbade eine Viertelstunde erwärmt, dann einige Tage für sich selbst gelassen. Beim Ansäuern mit Essigsäure fiel bald eine kristallinische Masse aus, die aus Alkohol umkristallisiert ziemlich lange, durchsichtige Nadeln gab. Schmelzpunkt 114 bis 115°.

b) l-Fenchylalkohol.

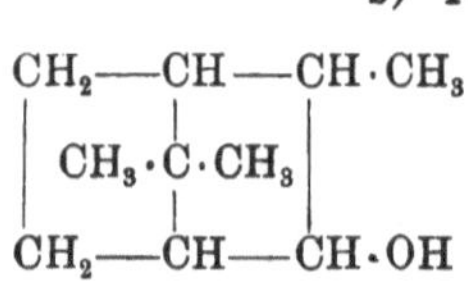

oder

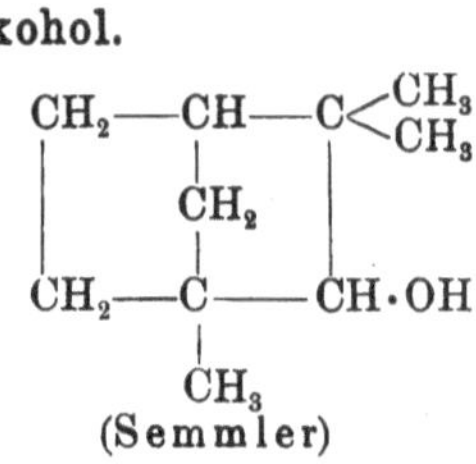

(Wallach) (Semmler)

Der Fenchylalkohol wird wenigstens teilweise als Fenchylglykuronsäure ausgeschieden.

Sowohl die freie Säure als ihre Salze kristallisieren prachtvoll. Die freie Säure hat die Zusammensetzung $C_{16}H_{26}O_7 + H_2O$, das

Ba-Salz $C_{32}H_{50}O_{14}Ba + 3H_2O$, das Zn-Salz $C_{32}H_{50}O_{14}Zn + 2H_2O$, das Na-Salz $C_{16}H_{25}O_7Na + H_2O$, das K-Salz $C_{16}H_{25}O_7K + H_2O$ und das NH_4-Salz $C_{16}H_{25}O_7NH_4 + (?)H_2O$.

Die Alkalisalze verlieren ihr Kristallwasser bei 110°, das NH_4-Salz schon im Vakuumexsikkator.

Die organischen Salze kristallisieren auch gut, sogar diejenigen der schwachen Basen wie Spartein, Berberin usw.

Bei der Hydrolyse mit verdünnter Schwefelsäure entsteht neben Glykuronsäure Fenchylalkohol.

Die Zusammensetzung der Alkalisalze beweist, daß die Paarung unter Wasseraustritt geschehen ist. Ferner reduziert die gepaarte Säure nicht Fehlingsche Lösung, wird aber sehr langsam von Emulsin gespalten. Folglich kommt derselben unter Anwendung beispielsweise der Wallachschen Fenchylalkoholformel folgende Konstitution zu:

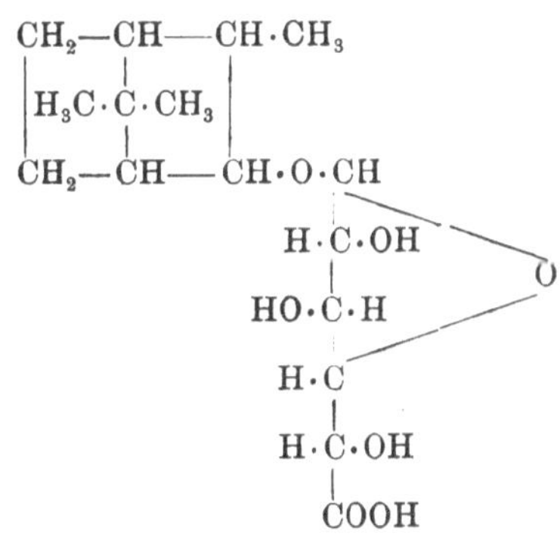

Den angewandten l-Fenchylalkohol verdanke ich teils der Firma Schimmel & Co., teils Herrn Dr. S. V. Hintikka.

Schmelzpunkt 44 bis 45° und $[\alpha]_D = -13.62°$ bzw. $-13.58°$.

Aus dem basischen Bleisalze wurde das Ba-Salz in üblicher Weise dargestellt. Beim Einengen schied sich das Ba-Salz in Schuppen aus, die zweimal aus heißem Wasser umkristallisiert, prachtvolle, perlmutterglänzende, schuppenförmige Blätter bildeten. Das Salz ist schwer löslich in kaltem Wasser und Alkohol, unlöslich in anderen organischen Lösungsmitteln.

0.1531 g Substanz gaben 0.2517 g CO_2 und 0.0905 g H_2O.
0.1492 g Substanz gaben 0.0406 g $BaSO_4$.

Ber. für $C_{32}H_{50}O_{14}Ba + 3H_2O$	Gef.
C = 45.18 %	44.84 %
H = 6.65	6.61
Ba = 16.17	16.02

Es verliert sein Kristallwasser nur unter gleichzeitiger Zersetzung.

Aus reinem Ba-Salze wurde nun durch Umsetzen mit dem betreffenden Sulfat eine Reihe anorganische und organische Salze dargestellt.

Das Zn-Salz bildet silberglänzende leichte Schuppen, die ungemein schwer löslich in Wasser sind. 0·2 g brauchten etwa 2 Liter kochendes Wasser, um vollständig in Lösung zu gehen. Man kann deshalb die Fenchylglykuronsäure auch direkt als Zn-Salz aus neutralem Harn fällen.

0·1550 g Substanz gaben 0·2864 g CO_2 und 0·1008 g H_2O.
0·1601 g Substanz gaben 0·0172 g ZnO.

Ber. für $C_{32}H_{50}O_{14}Zn + 2H_2O$	Gef.
C = 50·53 %	50·39 %
H = 7·18	7·29
Zn = 8·61	8·63

Auch beim Zn-Salze sitzt das Kristallwasser sehr hartnäckig fest. Es geht nur unter gleichzeitiger Zersetzung ab.

Das Na-Salz kristallisiert in schneeweißen, glänzenden Schuppen, die leicht löslich in Wasser, unlöslich in organischen Lösungsmitteln sind. Das Salz enthält ein Mol. Kristallwasser, welches bei 110° abgeht.

0·6201 g kristallwasserhaltigen Salzes verloren bei 110° zur Gewichtskonstanz getrocknet 0·0310 g H_2O.

Ber. für $C_{16}H_{25}O_7Na + H_2O$	Gef.
H_2O = 4·89 %	5·00 %

0·1425 g wasserfreien Salzes gaben 0·2823 g CO_2 und 0·0919 g H_2O.
0·1424 g „ „ „ 0·0293 g Na_2SO_4.

Ber. für $C_{16}H_{25}O_7Na$	Gef.
C = 54·05 %	54·02 %
H = 7·17	7·23
Na = 6·54	6·67

Optische Drehung. 0·3309 g wasserfreien Na-Salzes wurden in H_2O gelöst und bei 20° genau auf 10 ccm aufgefüllt. $c = 3·309$, $l = 1$ Dm, $\alpha = -1·78°$ bei 20°.

$$[\alpha]_D = -53·79°.$$

Das K-Salz bildet ebenfalls schöne, glänzende Blätter, die leicht löslich in Wasser, schwerlöslich in Alkohol und unlöslich in anderen organischen Solventien sind. Es kristallisiert auch mit 1 Mol H_2O, das bei 110° abgeht:

0·8352 g verloren 0·0390 g H_2O.

Ber. für $C_{16}H_{25}O_7K + H_2O$	Gef.
H_2O = 4·66 %	4·67 %

0·1521 g wasserfreien Salzes gaben 0·2915 g CO_2 und 0·1010 g H_2O.
0·1490 g „ „ „ 0·0359 g K_2SO_4.

Ber. für $C_{16}H_{25}O_7K$	Gef.
C = 52·12 %	52·26 %
H = 6·85	6·64
K = 10·63	10·82

Optische Drehung. 0·3012 g wasserfreien K-Salzes wurden in H_2O gelöst und bei 20° genau auf 10 ccm aufgefüllt. $c = 3·012$, $l = 1$ Dm, $\alpha = -1·64°$ bei 20°.

$$[\alpha]_D = -54·45°.$$

Das NH_4-Salz kristallisiert in prachtvoll glänzenden Blättern, die sehr leicht löslich in Wasser, schwer löslich in Alkohol und unlöslich in anderen organischen Solventien sind. Ob das NH_4-Salz primär Kristallwasser enthält, bleibt unentschieden, da es beim Aufbewahren im Exsikkator inzwischen wasserfrei geworden war.

0·1512 g Substanz gaben 0·3077 g CO_2 und 0·1128 g H_2O.
0·1292 g Substanz gaben 0·0049 g N_2.

Ber. für $C_{16}H_{25}O_7NH_4$	Gef.
C = 55·28 %	55·50 %
H = 8·43	8·35
N = 4·03	3·79

Optische Drehung. 0·3450 g NH_4-Salzes wurden in H_2O gelöst und bei 20° genau auf 10 ccm aufgefüllt. $c = 3·45$, $l = 1$ Dm, $\alpha = -1·93°$ bei 20°.

$$[\alpha]_D = -55·94°.$$

Das Cd-, Cu-, Ca-, Mg- und normale Pb-Salz (durch Neutralisieren der freien Säure mit $PbCO_3$ dargestellt) kristallisieren schön, wurden jedoch nicht analysiert.

Die Alkaloidsalze bilden Nadeln oder dicke Prismen. Es wurden dargestellt das Strychnin-, Brucin-, Chinin-, Chinidin-, Cinchonin-, Cinchonidin-, Conchinin-, Spartein-, Berberin-, Cocain-, Morphin-, Codein- und Thebain-Salz.

Von diesen wurde vorläufig nur das Strychninsalz analysiert. Es schmilzt bei 220 bis 222° und ist ziemlich schwer löslich in allen gebräuchlichen Solventien.

0·1555 g Substanz gaben 0·3535 g CO_2 und 0·0988 g H_2O.
0·1521 g Substanz gaben 0·0064 g N_2 (nach Kjeldahl).

Ber. für $C_{16}H_{26}O_7 \cdot C_{21}H_{22}N_2O_2 + 3H_2O$	Gef.
C = 61·79 %	62·00 %
H = 7·59	7·11
N = 4·08	4·21

Das Kristallwasser verschwindet nicht ohne gleichzeitige Zersetzung. Die freie Säure aus dem Bariumsalze, durch vorsichtiges Fällen des Bariums mit verdünnter Schwefelsäure dargestellt, bildet schöne, glänzende Blätter, die sich leicht in Methyl- und Äthylalkohol, schwerer in Amylalkohol, sehr leicht in Aceton und Äther, ziemlich schwer in Essigester, Chloroform und kaltem Wasser (etwa 1 : 300 bei 20°), sehr schwer in Benzol und gar nicht in Petroleumäther lösen. Die Säure schmilzt, aus wäßrigem Aceton wiederholt umkristallisiert, bei 124 bis 126° und enthält 1 Mol. Kristallwasser, welches nur unter gleichzeitiger Zersetzung abgeht.

0·1317 g Substanz gaben 0·2658 g CO_2 und 0·0937 g H_2O.

Ber. für $C_{16}H_{26}O_7 + H_2O$	Gef.
C = 55·13 %	55·04 %
H = 8·12	7·96

Optische Drehung. 0·1760 g Säure wurden in wäßrigem Aceton bei 20° gelöst und genau auf 10 ccm aufgefüllt, $c = 1·76$, $l = 1$ Dm, $\alpha = -1·11°$ bei 20°.

$$[\alpha]_D = -63·07°.$$

Einwirkung von Emulsin.

0·5 g der freien Säure wurden in 300 ccm Wasser gelöst und mit 2·0 g Merckschen Emulsins versetzt. Nach etwa $2^1/_2$ wöchentlichem Stehen im Brutschrank bei 38° begann die Lösung nach Fenchylalkohol zu riechen. Die Kontrollösung roch nur nach Toluol, mit welchem die beiden Proben versetzt waren, um Bakterien fernzuhalten.

Die Emulsinlösung wurde mit Soda neutralisiert und ausgeäthert. Der Äther hinterließ einen kleinen Rückstand, der sehr stark den charakteristischen Geruch des Fenchylalkohols wahrnehmen ließ.

Hydrolyse mit verd. H_2SO_4.

250 g basischen Bleisalzes wurden mit überschüssiger 10 prozent. Schwefelsäure zersetzt und das Filtrat in einem mit Rückflußkühler versehenen Rundkolben ca. 6 Stunden gekocht. Nachher wurde die Lösung mit Wasserdampf destilliert und das Destillat ausgeäthert. Das nach dem Abdestillieren des Äthers zurückgebliebene Öl wurde durch Destillation gereinigt, wobei die bei 200 bis 202° siedende Fraktion sofort erstarrte. Schmelzpunkt 44 bis 45°.

0·1524 g Substanz gaben 0·4360 g CO_2 und 0·1588 g H_2O.

Ber. für $C_{10}H_{18}O$	Gef.
C = 77·83 %	78·02 %
H = 11·79	11·68

1·3030 g in Alkohol gelöst und genau auf 10 ccm aufgefüllt, drehten im Dm-Rohr bei 20° 1·80° nach links. $c = 13{\cdot}03$.

$$[\alpha]_D = -13{\cdot}81^0.$$

c) l-Isofenchylalkohol $C_{10}H_{18}O$.

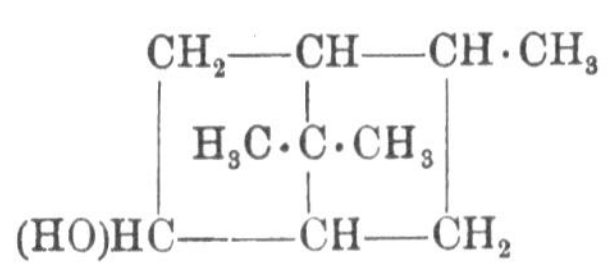

(Wallach)

oder

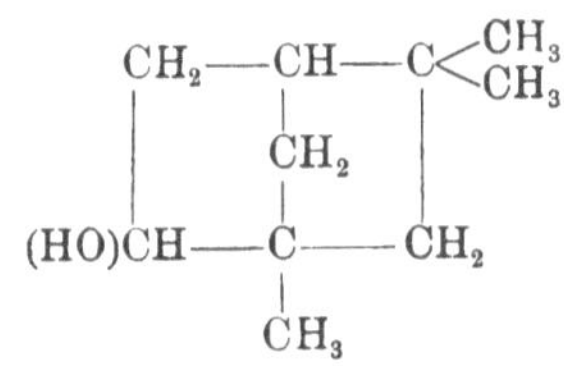

(Semmler)

Der Isofenchylalkohol paart sich, zum Teil wenigstens, unverändert mit Glykuronsäure.

Die freie Säure kristallisiert schwer, und von den Salzen primär nur das Zn-Salz. Es hat die Zusammensetzung $C_{32}H_{50}O_{14}Zn + 2H_2O$ und die wasserfreie Säure $C_{16}H_{26}O_7$.

Durch Hydrolyse mit verdünnter Schwefelsäure bekommt man neben Glykuronsäure l-Isofenchylalkohol. Bei der Oxydation mit Kaliumpermanganat entsteht l-Isofenchocamphersäure $C_{10}H_{16}O_4$.

Den angewandten l-Isofenchylalkohol verdanke ich Herrn Dr. S. V. Hintikka. Schmelzpunkt 61 bis 62° und $[\alpha]_D = -24{\cdot}86^0$.

Das Zn-Salz in üblicher Weise dargestellt, bildet schneeweiße, glänzende Kriställchen, die verhältnismäßig leicht löslich in warmem Wasser, praktisch unlöslich in organischen Solventien sind.

0·1323 g gaben 0·2465 g CO_2 und 0·0819 g H_2O.
0·1630 g gaben 0·0177 g ZnO.

Ber. für $C_{32}H_{50}O_{14}Zn + 2H_2O$	Gef.
C = 50·53 %	50·81 %
H = 7·18	6·94
Zn = 8·61	8·72

Das Salz verliert nicht ohne gleichzeitige Zersetzung sein Kristallwasser.

Die freie Säure wurde in derselben Weise wie die Borneolglykuronsäure (S. 61) aus dem Zinksalze dargestellt. Sie ist lange Zeit zähflüssig, erstarrt aber allmählich im Exsikkator und wird wasserfrei.

0·1571 g gaben 0·3335 g CO_2 und 0·1133 g H_2O.

Ber. für $C_{16}H_{26}O_7$	Gef.
C = 58·14 %	57·89 %
H = 7·95	8·08

Die wasserfreie Säure schmilzt unscharf bei 140 bis 145°. Sie ist ziemlich leicht löslich in Wasser, sehr leicht in Aceton, Äther, Methyl- und Äthylalkohol, etwas schwerer in Amylalkohol, Chloroform und Essigester, unlöslich in Benzol und Petroleumäther.

Optische Drehung. 0·3345 g der wasserfreien Säure wurden in H_2O gelöst und bei 20° genau auf 20 ccm aufgefüllt. $c = 1·6725$, $l = 2$ Dm, $\alpha = - 2·70°$ bei 20°.

$$[\alpha]_D = - 81·02°.$$

Hydrolyse mit verd. H_2SO_4.

100 g basischen Bleisalzes wurden mit 10 prozent. überschüssiger Schwefelsäure zersetzt und die Flüssigkeit ca. 12 Stunden im Wasserbade auf 60° erwärmt. Darauf wurde mit Soda neutralisiert und im Dampfstrom destilliert. Aus dem Destillat wurde mit Äther ein Öl extrahiert, das, durch Destillation gereinigt, bei 200 bis 202° sott und sofort erstarrte. Schmelzpunkt 60 bis 63°.

0·1490 g gaben 0·4239 g CO_2 und 0·1553 g H_2O.

Ber. für $C_{10}H_{18}O$	Gef.
C = 77·83 %	77·58 %
H = 11·79	11·68

Optische Drehung. 0·2914 g Isofenchylalkohol wurden in Alkohol gelöst und bei 20° genau auf 10 ccm aufgefüllt. $c = 2·914$, $l = 1$ Dm, $\alpha = - 0·72°$ bei 20°.

$$[\alpha]_D = - 24·71°.$$

Oxydation mit Permanganat.

150 g basischen Bleisalzes wurden durch H_2S entbleit und das Filtrat auf dem Wasserbade eingeengt. Nach dem Erkalten wurde die Lösung mit KOH schwach alkalisch gemacht und unter tüchtigem Turbinieren mit 5 prozent. Kaliumpermanganatlösung in kleinen Portionen versetzt, bis die rote Farbe über Nacht bestehen blieb. Darauf wurde mit etwas Alkohol entfärbt und der Manganschlamm abfiltriert. Das Filtrat schied nach dem Neutralisieren mit verdünnter Schwefelsäure und Einengen zuerst Kaliumsulfat aus, das abfiltriert wurde. Die Mutterlauge wurde dann mit verdünnter Schwefelsäure angesäuert, wobei eine organische Säure sofort ausfiel. Die Kristalle wurden aus heißem Wasser umkristallisiert. Schmelzpunkt 157 bis 159°.

0·1526 g gaben 0·3357 g CO_2 und 0·1133 g H_2O.

Ber. für $C_{10}H_{16}O_4$	Gef.
C = 59·95 %	59·99 %
H = 8·07	8·32

Es handelte sich also um Isofenchocamphersäure.

d) Camphenilol $C_9H_{16}O$.

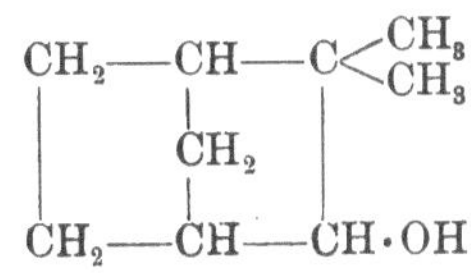

Das Camphenilol wird zum Teil als Camphenilolglykuronsäure ausgeschieden.

Von den Salzen der gepaarten Säure kristallisiert das Zn-Salz gut. Es hat die Zusammensetzung $C_{30}H_{46}O_{14}Zn + 1^1/_2 H_2O$. Die freie Säure $C_{15}H_{24}O_7$ (wasserfrei) bleibt lange zähflüssig.

Bei der Hydrolyse mit verdünnten Mineralsäuren bekommt man neben Glykuronsäure Camphenilol, welches niedriger schmilzt, aber stärker nach rechts dreht als das Ausgangsmaterial. Hier liegt also der erste Fall vor, wo die d-Komponente einer alicyklischen Verbindung die Paarung in größerem Umfang eingeht, als ihre Antipode.

Durch Oxydation der Camphenilolglykuronsäure kommt man zu Camphenilon $C_9H_{14}O$.

Das angewandte Camphenilol verdanke ich Herrn Dr. S. V. Hintikka. Es schmolz bei 82 bis 84°. $[\alpha]_D = + 8 \cdot 6$. Es war also ein Gemisch von r- und d-Camphenilol.

Das Zn-Salz aus dem basischen Bleisalze über das Bariumsalz in üblicher Weise dargestellt, bildet weiße, mattglänzende Kriställchen, die sehr schwer löslich in Wasser, praktisch unlöslich in organischen Solventien sind.

0·1455 g gaben 0·2666 g CO_2 und 0·0845 g H_2O.
0·1512 g gaben 0·0169 g ZnO.

Ber. für $C_{30}H_{46}O_{14}Zn + 1^1/_2 H_2O$	Gef.
C = 49·80 %	49·97 %
H = 6·85	6·50
Zn = 9·05	9·05

Das Kristallwasser geht nicht ohne Zersetzung ab.

Die freie Säure, aus dem Zinksalze mit verdünnter Schwefelsäure dargestellt, bleibt lange eine farblose, durchsichtige Masse, die jedoch im Vakuum allmählich erstarrt.

Sie ist ziemlich leicht löslich in Wasser, sehr leicht in Aceton, Alkohol und Äther, unlöslich in Benzol und Petroleumäther. Sie schmilzt unscharf bei 150 bis 153°.

0·1371 g gaben 0·2845 g CO_2 und 0·0959 g H_2O.

Ber. für $C_{15}H_{24}O_7$	Gef.
C = 56·92 %	56·59 %
H = 7·70	7·84

Optische Drehung. 0·2520 g der Säure wurden in H_2O gelöst und bei 20° genau auf 10 ccm aufgefüllt. $c = 2{\cdot}52$, $l = 1$ Dm, $\alpha = -1{\cdot}59°$ bei 20°.

$$[\alpha]_D = -63{\cdot}09°.$$

Hydrolyse mit verd. H_2SO_4.

80 g basischen Bleisalzes wurden durch 15 prozent. überschüssige Schwefelsäure entbleit und das Filtrat ca. 8 Stunden am Rückflußkühler gekocht. Darauf wurde die Lösung im Dampfstrom destilliert und das Destillat mit Kochsalz gefällt. Die ausgeschiedene Masse wurde auf Ton aufgestrichen und sublimiert. Auf diese Weise wurden bis 3 cm lange, biegsame, prismatische Nadeln erhalten, die bei 67 bis 68° schmolzen.

0·1502 g gaben 0·4261 g CO_2 und 0·1481 g H_2O.

Ber. für $C_9H_{16}O$	Gef.
C = 77·06 %	77·36 %
H = 11·53	11·05

Optische Drehung. 0·2210 g Camphenilol wurden in Alkohol gelöst und bei 20° genau auf 10 ccm aufgefüllt. $c = 2{\cdot}21$, $l = 1$ Dm, $\alpha = +0{\cdot}23°$ bei 20°.

$$[\alpha]_D = +10{\cdot}04°.$$

Oxydation mit Chromsäure.

70 g basischen Bleisalzes wurden durch H_2S zersetzt und das Filtrat bei gelinder Wärme beinahe zur Trockne verdampft. Der Rest (ca. 30 g) wurde in 80 ccm Eisessig gelöst und unter Erwärmen im Wasserbade mit 20 g Chromsäure in kleinen Portionen versetzt. Nach ungefähr 3 Stunden wurde die Lösung mit Soda neutralisiert und ausgeäthert. Nach dem Abdestillieren des Äthers blieb ein grünliches Öl zurück, welches in der Kälte erstarrte. Die stark nach Camphenilon riechende Masse wurde auf Ton gestrichen und darauf destilliert. Siedepunkt 190 bis 194°. Schmelzpunkt 35 bis 38°.

Daraus wurde in üblicher Weise ein Semicarbazon erhalten, das bei 223 bis 224° schmolz.

Optische Drehung. Eine 5·12 prozent. Lösung des Camphenilons in Alkohol war optisch inaktiv.

e) Camphenilon $C_9H_{14}O$.

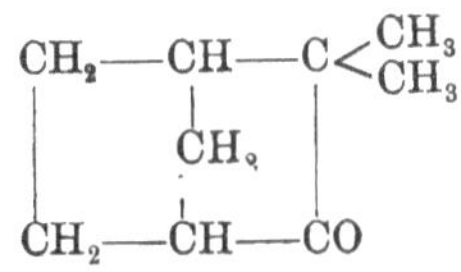

Als vollkommen gesättigtes Keton müßte das Camphenilon durch Oxydation hydroxyliert werden. Da die Wasserstoffatome der neben dem Carbonyl befindlichen CH_2-Gruppe durch Methylgruppen ersetzt sind, würde man erwarten, daß die Oxydation an dem tertiären C-Atom neben der CO-Gruppe geschieht. Andere Alternative kommen a priori nicht in Betracht.

Wider alle Annahmen wird das Camphenilon nicht oxydiert, sondern zu Camphenilol reduziert und als Camphenilolglykuronsäure ausgeschieden.

Die gepaarte Säure verhält sich in der Hauptsache genau wie die eben beschriebene Camphenilolglykuronsäure.

Das Zn-Salz hat die Zusammensetzung $C_{30}H_{46}O_{14}Zn + 1\,^1/_2 H_2O$ und die wasserfreie Säure $C_{15}H_{24}O_7$.

Durch Hydrolyse mit verdünnten Mineralsäuren bekommt man neben Glykuronsäure Camphenilol, welches noch stärker nach rechts dreht, als das bei Camphenilolverfütterung erhaltene. Das Camphenilon verhält sich also ähnlich dem Camphenilol, bei welchem die d-Komponente in größerem Umfang die Paarung eingeht.

Durch Oxydation mit Chromsäure kommt man zurück zu Camphenilon. Dies wurde einwandfrei durch das Semicarbazon nachgewiesen.

Da also der experimentelle Teil bei den gepaarten Säuren gleich ist, werde ich nur die zugehörigen Analysendaten hier anführen.

Das angewandte Camphenilon verdanke ich Herrn Dr. S. V. Hintikka. Es schmolz bei 38° und war optisch inaktiv.

Das Zn-Salz bildet matte, schneeweiße Kriställchen, die sehr schwer löslich in Wasser, praktisch unlöslich in organischen Lösungsmitteln sind.

0·1465 g gaben 0·2683 g CO_2 und 0·0839 g H_2O.
0·1513 g gaben 0·0172 g ZnO.

Ber. für $C_{30}H_{46}O_{14}Zn + 1\,^1/_2 H_2O$	Gef.
C = 49·80 %	49·95 %
H = 6·85	6·41
Zn = 9·05	9·13

Die freie Säure aus dem Zinksalze mit verdünnter Schwefelsäure dargestellt, schmilzt wasserfrei bei 149 bis 154°. Die Löslichkeitsverhältnisse sind dieselben wie bei der Camphenilolglykuronsäure.

0·1460 g gaben 0·3043 g CO_2 und 0·1026 g H_2O.

Ber. für $C_{15}H_{24}O_7$	Gef.
C = 56·92 %	56·77 %
H = 7·70	7·88

Optische Drehung. 0·1810 g Säure wurden in H_2O gelöst und bei 20° genau auf 10 ccm aufgefüllt. $c = 1·81$, $l = 1$ Dm, $\alpha = -1·03°$ bei 20°.

$$[\alpha]_D = -56·91°.$$

Der Paarling bildet sublimiert bis 3 cm lange, biegsame, prismatische Nadeln, die scharf bei 68 bis 69° schmelzen und bei 196 bis 197° sieden. Sie sind leicht löslich in gebräuchlichen organischen Solventien.

0·1977 g gaben 0·5601 g CO_2 und 0·1947 g H_2O.
0·1546 g gaben 0·4385 g CO_2 und 0·1529 g H_2O.
0·1504 g gaben 0·4265 g CO_2 und 0·1493 g H_2O.

Ber. für $C_9H_{16}O$	Gef.		
C = 77·06 %	77·27	77·35	77·34 %
H = 11·53	11·02	11·06	11·10

Ein Ketoalkohol von der Zusammensetzung $C_9H_{14}O_2$ erfordert C = 70·13 % und H = 9·17 %.

Optische Drehung. 0·3190 g Camphenilol wurden in Alkohol gelöst und bei 20° genau auf 10 ccm aufgefüllt. $c = 3·19$, $l = 1$ Dm, $\alpha = +0·61°$ bei 20°.

$$[\alpha]_D = +19·12°.$$

Durch Oxydation mit Chromsäure wurde Camphenilon erhalten. Schmelzpunkt 37 bis 38°.

0·5 g Champhenilon wurden in 1 ccm Eisessig gelöst und mit je 0·5 g Semicarbazidchlorhydrat und Kaliumazetat in 1 ccm H_2O versetzt. Die Lösung wurde ca. . 1/2 Stunde auf dem Wasserbade erwärmt. Beim Verdünnen mit Wasser fiel sofort das Semicarbazon aus. Nach zweimaligem Umkristallisieren aus Methylalkohol wurden glänzende schmale Blätter erhalten, die bei 223 bis 224° schmolzen.

Die Analyse ergab:

0·1413 g Substanz gaben 0·3185 g CO_2 und 0·1133 g H_2O.
0·1507 g Substanz gaben 28·00 ccm N_2 bei 19° und 760 mm.

Ber. für $C_8H_{14}C:N·NHCONH_2$	Gef.
C = 61·44 %	61·47 %
H = 8·79	8·99
N = 21·57	21·44

Der Paarling gibt auch ein Urethan, welches bei 94 bis 95° schmilzt, also niedriger als dasjenige von r(?)-Camphenilol. Nach

Komppa[1] bildet nämlich das Camphenilol vom Schmelzpunkte 84° ein Urethan, das bei 99·5° schmilzt.

Mit Semicarbazid reagiert der Paarling nicht.

Er ist also das reinste bis jetzt dargestellte d-Camphenilol. Daß das Drehungsvermögen bei vollkommen reinem d-Camphenilol höher als bei diesem sein muß, ist höchst wahrscheinlich, denn die höheren Organismen spalten bekanntlich nicht razemische Verbindungen quantitativ in die optisch aktiven Komponenten.

III. Verbindungen von unbekannter Konstitution.

a) α-Santenol.

$$C_7H_{12}\left\langle \begin{array}{l} CH_2 \\ | \\ CH\cdot OH \end{array} \right. .$$

Das α-Santenol wurde von Aschan[2] aus Santen nach der Reaktion von Bertram und Wahlbaum[3] erhalten. Es ist ein gesättigter, sekundärer Alkohol.

Es paart sich direkt mit Glykuronsäure. Einige von den Salzen der gepaarten Säure kristallisieren prachtvoll. Das Ba-Salz hat die Zusammensetzung $C_{30}H_{46}O_{14}Ba + 3H_2O$, das Zn-Salz $C_{30}H_{46}O_{14}Zn + 2H_2O$, das K-Salz $C_{15}H_{23}O_7K + H_2O$, das Na-Salz $C_{15}H_{23}O_7Na + H_2O$, das NH_4-Salz $C_{15}H_{23}O_7NH_4 + 2H_2O$, das Cd-Salz $C_{30}H_{46}O_{14}Cd + 1\,{}^1/_2H_2O$, das Strychninsalz $C_{15}H_{24}O_7 \cdot C_{21}H_{22}N_2O_2 + 2H_2O$ und die freie Säure $C_{15}H_{24}O_7$ (wasserfrei).

Bei der Hydrolyse der gepaarten Säure bekommt man neben Glykuronsäure α-Santenol.

Durch Oxydation kommt man zu Santensäure $C_7H_{12}\left\langle \begin{array}{l} COOH \\ COOH \end{array} \right.$.

Das α-Santenol paart sich also, zum Teil wenigstens, unverändert mit Glykuronsäure.

[1] Komppa, *Annal. Acad. scient Fenn.* A. Tom. I. No. 2. S. 5.
[2] Aschan, *Öfvers. Finsk. Vetensk. Soc. Förh.* 1910—11. A. Nr. 8. S. 12.
[3] Bertram und Wahlbaum, *Journal f. praktische Chemie.* II. Bd. XLIX. S. 1.

Das angewandte α-Santenol verdanke ich Herrn Prof. O. Aschan. Es zeigte den Schmelzpunkt 96 bis 97° und war optisch beinahe inaktiv ($[\alpha]_D = -0{\cdot}05°$ in 10 prozent. alkoholischer Lösung).

Das basische Bleisalz wurde mit 10 prozent. Schwefelsäure zersetzt, vom Bleisulfat abfiltriert, das Filtrat mit Bariumcarbonat neutralisiert, das Bariumsulfat abfiltriert und die Lösung bei gelinder Wärme konzentriert. Hierbei schied sich eine kristallinische Masse aus, die aus heißem Wasser einigemal umkristallisiert prachtvolle, perlmutterglänzende, schuppenförmige Blätter gab, welche bei der Analyse folgende Werte zeigten:

0·1528 g Substanz gaben 0·2455 g CO_2 und 0·0864 g H_2O.
0·2014 g Substanz gaben 0·0566 g $BaSO_4$.

Ber. für $C_{30}H_{46}O_{14}Ba + 3H_2O$	Gef.
C = 43·80 %	43·82 %
H = 6·39	6·33
Ba = 16·72	16·54

Das Salz gibt nicht sein Kristallwasser ohne gleichzeitige Zersetzung ab. Es ist schwer löslich in kaltem Wasser, leicht in heißem, nicht leicht in heißem Alkohol, dagegen unlöslich in anderen gewöhnlichen organischen Solventien.

Aus dem Ba-Salze wurde nun eine Reihe anderer Salze durch Umsetzen mit dem betreffenden Sulfat dargestellt.

Das Zinksalz kristallisiert in glänzenden Blättern. Es ist ziemlich leicht löslich in Wasser.

0·1623 g Substanz gaben 0·0179 g ZnO.

Ber. für $C_{30}H_{46}O_{14}Zn + 2H_2O$	Gef.
Zn = 8·94 %	8·86 %

Das Cd-Salz bildet ebenfalls glänzende Schuppen, die nicht schwer löslich in Wasser sind.

0·1499 g Substanz gaben 0·2572 g CO_2 und 0·0852 g H_2O.
0·1730 g Substanz gaben 0·0316 g CdS.

Ber. für $C_{30}H_{46}O_{14}Cd + 1^1/_2 H_2O$	Gef.
C = 44·76 %	46·79 %
H = 6·43	6·36
Cd = 14·40	14·21

Die Alkalisalze kristallisieren schwerer. Das K-Salz bleibt einige Zeit zähflüssig, erstarrt aber im Vakuum allmählich zu einer weißen Kristallmasse. Es kristallisiert mit 1 Mol. Kristallwasser, welches bei 110 bis 115° abgeht.

$0{\cdot}4127^{g}$ Substanz verloren $0{\cdot}0195^{g}$ H_2O.

Ber. für $C_{15}H_{23}O_7K + H_2O$	Gef.
$H_2O = 4{\cdot}84\,\%$	$4{\cdot}72\,\%$

$0{\cdot}1602^{g}$ Substanz gaben $0{\cdot}2974^{g}$ CO_2 und $0{\cdot}0892^{g}$ H_2O.
$0{\cdot}1891^{g}$ Substanz gaben $0{\cdot}0472^{g}$ K_2SO_4.

Ber. für $C_{15}H_{23}O_7K$	Gef.
C = $50{\cdot}79\,\%$	$50{\cdot}62\,\%$
H = $6{\cdot}56$	$6{\cdot}24$
N = $11{\cdot}41$	$11{\cdot}21$

Optische Drehung. $0{\cdot}3125^{g}$ wasserfreien Salzes wurden in H_2O gelöst und bei 20^{0} genau auf 10^{ccm} aufgefüllt. $c = 3{\cdot}125$, $l = 1$ Dm, $\alpha = -\,1{\cdot}64^{0}$ bei 20^{0}.

$$[\alpha]_D = -\,52{\cdot}48^{0}.$$

Das Na-Salz bildet auch anfangs einen zähflüssigen Sirup, welcher nach einiger Zeit erstarrt. Es enthält ebenfalls 1 Mol Kristallwasser, welches bei 110 bis 115^{0} abgeht.

$0{\cdot}6938^{g}$ Substanz verloren bei 115^{0} $0{\cdot}0358^{g}$ H_2O.

Ber. für $C_{15}H_{23}O_7Na + H_2O$	Gef.
$H_2O = 5{\cdot}06\,\%$	$5{\cdot}16\,\%$

$0{\cdot}1472^{g}$ Substanz gaben $0{\cdot}2860^{g}$ CO_2 und $0{\cdot}0883^{g}$ H_2O.
$0{\cdot}1507^{g}$ Substanz gaben $0{\cdot}0305^{g}$ Na_2SO_4.

Ber. für $C_{15}H_{23}O_7Na$	Gef.
C = $53{\cdot}21\,\%$	$52{\cdot}98\,\%$
H = $6{\cdot}87$	$6{\cdot}72$
Na = $6{\cdot}81$	$6{\cdot}56$

Optische Drehung. $0{\cdot}3512^{g}$ wasserfreien Na-Salzes wurden in H_2O gelöst und bei 20^{0} genau auf 10^{ccm} aufgefüllt. $l = 1$ Dm, $c = 3{\cdot}512$, $\alpha = -\,1{\cdot}85^{0}$ bei 20^{0}.

$$[\alpha]_D = -\,52{\cdot}67^{0}.$$

Das Ammoniumsalz kristallisiert am schwersten. Es stellt lange Zeit eine glasige, durchsichtige Masse dar, die nach längerem Verweilen im Exsikkator sich pulverisieren läßt.

$0{\cdot}2911^{g}$ Substanz gaben $0{\cdot}0107^{g}$ N_2.

Ber. für $C_{15}H_{23}O_7NH_4 + 2\,H_2O$	Gef.
N = $3{\cdot}79\,\%$	$3{\cdot}68\,\%$

Optische Drehung. $0{\cdot}5369^{g}$ NH_4-Salzes wurden in H_2O gelöst und bei 20^{0} auf 10^{ccm} aufgefüllt. $c = 5{\cdot}369$, $l = 1$ Dm, $\alpha = -\,2{\cdot}97^{0}$ bei 20^{0}.

$$[\alpha]_D = -\,55{\cdot}32^{0}.$$

Das Ammoniumsalz verliert nicht ohne gleichzeitige Zersetzung sein Kristallwasser.

Die Alkalisalze sind sehr leicht löslich in Wasser, schwer löslich in heißem Alkohol, unlöslich in anderen organischen Solventien.

Die freie Säure, aus dem Bariumsalze durch vorsichtiges Fällen des Bariums mit verdünnter Schwefelsäure dargestellt, bildet eine anfangs zähflüssige, farblose Masse, die im Vakuum erstarrt. Sie kristallisiert mit 1 Mol. H_2O, welches bei 70° im Vakuum abgeht.

0·6424 g der wasserhaltigen Säure verloren, zur Gewichtskonstanz getrocknet, 0·0340 g H_2O.

Ber. für $C_{15}H_{24}O_7 + H_2O$	Gef.
H_2O = 5·09 %	5·29 %

0·1512 g der wasserfreien Säure gaben 0·3142 g CO_2 und 0·0990 g H_2O.

Ber. für $C_{15}H_{24}O_7$	Gef.
C = 56·92 %	56·67 %
H = 7·67	7·34

Optische Drehung. 0·4700 g der wasserfreien Säure wurden in H_2O gelöst und bei 20° genau auf 10 ccm aufgefüllt. l = 1 Dm, c=4·7, α = − 2·66° bei 20°.

$$[\alpha]_D = -56 \cdot 60^\circ.$$

Die wasserfreie Säure schmilzt bei 160 bis 161°. Sie ist leicht löslich in Alkohol, Äther und Azeton, schwerer in kaltem Wasser, Chloroform und Essigester, unlöslich in Benzol und Petroleumäther.

Von den organischen Salzen kristallisieren das Strychnin-, Brucin-, Chinin-, Cinchonin-, Cinchonidin- und Conchininsalz in prachtvollen dicken nadelförmigen Prismen. Von diesen wurde das Strychninsalz analysiert. Es schmilzt nach vorherigem Sintern scharf bei 173 bis 174°, und enthält 2 Mol Kristallwasser, die nicht ohne gleichzeitige Zersetzung zu verjagen sind.

0·1430 g Substanz gaben 0·3303 g CO_2 und 0·0928 g H_2O.
0·1521 g Substanz gaben 0·0064 g N_2 (nach Kjeldahl).

Ber. für $C_{15}H_{24}O_7 \cdot C_{21}H_{22}N_2O_2 + 2H_2O$	Gef.
C = 62·92 %	62·99 %
H = 7·36	7·27
N = 4·08	4·21

Hydrolyse mit verd. H_2SO_4 in der Wärme.

200 g basischen Bleisalzes wurden mit 10 prozent. Schwefelsäure zersetzt, vom Bleisulfat abfiltriert und das Filtrat ca. 12 Stunden auf dem Wasserbade auf 70° erwärmt, mit Soda neutralisiert und im Dampfstrom destilliert. Das Destillat wurde mit Kochsalz gesättigt und ausgeäthert. Der Äther hinterließ ein gelbliches Öl, das fraktioniert wurde. Dabei wurden zuerst zwei Fraktionen erhalten: die erste bis 150° und die zweite 150 bis 199°. Die letztere wurde noch

einigemal destilliert, wodurch schließlich ein bei 194 bis 195° siedendes, farbloses Öl aufgefangen wurde, welches bald erstarrte. Die Kristalle wurden zuerst durch Aufstreichen auf Ton vom anhaftendem Öl befreit und einigemal aus Ligroin umkristallisiert. Schmelzpunkt 94 bis 95°.

Die Analyse ergab:

0·1532 g Substanz gaben 0·4356 g CO_2 und 0·1557 g H_2O.

Ber. für $C_9H_{16}O$	Gef.
C = 77·06 %	77·55 %
H = 11·53	11·37

Eine 10 prozent. alkoholische Lösung drehte bei 20° und Na-Licht im Dm-Rohr 0·08° nach links.

$$[\alpha]_D = -0{\cdot}8^{\circ}.$$

Oxydation der gepaarten Säure.

200 g basischen Bleisalzes wurden durch H_2S zersetzt und die saure Lösung bei gelinder Wärme eingeengt. Nach dem Neutralisieren mit NaOH wurde die Flüssigkeit unter Erwärmen im Wasserbade so lange mit 5 prozent. Kaliumpermanganatlösung versetzt, bis der ätherische Geruch verschwunden war. Dann wurde der Manganschlamm abfiltriert, mit heißem Wasser gewaschen und das Filtrat, nach dem Neutralisieren mit verdünnter Schwefelsäure, eingeengt, bis Kristalle sich abzuscheiden begannen.

Am folgenden Tage wurde der Kristallkuchen abfiltriert und das Filtrat mit 30 prozent. Schwefelsäure angesäuert. Es fiel sofort eine weiße, kristallinische, organische Substanz aus, die nach 3 stündigem Stehen im Eisschranke abfiltriert und zweimal aus heißem Wasser umkristallisiert wurde. Auf diese Weise wurden ziemlich große Blätter vom Schmelzpunkte 170 bis 171° erhalten, die bei der Analyse sich als Santensäure erwiesen.

0·1550 g Substanz gaben 0·3316 g CO_2 und 0·1026 g H_2O.

Ber. für $C_9H_{12}O_4$	Gef.
C = 58·02 %	58·35 %
H = 7·60	7·41

b) β-Santenol.

$C_9H_{15}OH$.

Das β-Santenol oder Santenhydrat ist isomer mit α-Santenol, aber ein tertiärer Alkohol.[1]

[1] **Aschan**, *Öfversikt af Finska Vetenskaps-Societetens Förh.* 1910—11. Bd. LIII. A. No. 8. S. 8.

Es paart sich auch, zum Teil wenigstens, unverändert mit Glykuronsäure.

Weder die freie Säure noch ihre Salze kristallisieren.

Bei der Hydrolyse mit verdünnter Schwefelsäure in der Wärme bekommt man, neben Glykuronsäure, Santen, d. h. das primär entstandene β-Santenol verliert dabei Wasser:

$$C_9H_{16}O = C_9H_{14} + H_2O.$$

Bei der Oxydation mit Kaliumpermanganat kommt man zu β-Santenol, weil dieses als tertiärer Alkohol gegen das Oxydationsmittel beständig ist.

Das angewandte β-Santenol verdanke ich Herrn Prof. O. Aschan. Es schmolz bei 100 bis 101° und drehte in 10 prozent. alkoholischer Lösung bei 20° und Na-Licht 0·04° nach rechts. $l = 1$ Dm

$$[\alpha]_D = +0 \cdot 4^0.$$

Hydrolyse mit verd. Schwefelsäure.

300 g basischen Bleisalzes wurden mit 10 prozent. Schwefelsäure zersetzt, vom Bleisulfat abfiltriert und das Filtrat ca. 4 Stunden im Wasserbade auf 70° erwärmt. Dann wurde mit Soda neutralisiert, mit Wasserdampf destilliert, das Destillat mit Kochsalz gesättigt und ausgeäthert. Der Äther hinterließ ein gelbes bei 110 bis 142° siedendes Öl, aus welchem durch mehrmalige Destillation schließlich eine bei 138 bis 140° übergehende Fraktion aufgefangen wurde.

Die Analyse ergab:

0·1512 g Substanz gaben 0·4880 g CO_2 und 0·1579 g H_2O.

	Ber. für C_9H_{14}	Gef.
C =	88·42 %	88·01 %
H =	11·58	11·71

Oxydation mit Kaliumpermanganat.

300 g basischen Bleisalzes wurden durch H_2S entbleit. Die vom Schwefelwasserstoff durch Einengen auf dem Wasserbade befreite Lösung wurde nach dem Erkalten mit 5 prozent. Kaliumpermanganatlösung versetzt, bis die rote Farbe über Nacht bestehen blieb. Die Flüssigkeit roch noch stark ätherisch. Dann wurde der Manganschlamm abfiltriert und mit Wasserdampf behandelt. Das Destillat wurde mit Kochsalz gesättigt und ausgeäthert. Der Äther hinterließ ein gelbliches Öl, dessen Hauptmenge bei 170 bis 200° sott.

Durch wiederholte Destillation wurde schließlich eine bei 190 bis 192° siedende Fraktion aufgefangen, die sofort erstrarrte. Die Kristallmasse wurde aus Petroleumäther umkristallisiert. Schmelzp. 100 bis 101°.

0·1480 g Substanz gaben 0·4191 g CO_2 und 0·1508 g H_2O.

Ber. für $C_9H_{16}O$	Gef.
C = 77·06 %	77·34 %
H = 11·53	11·42

Es handelte sich also um β-Santenol.

c) Santenon. $C_9H_{14}O$.[1]

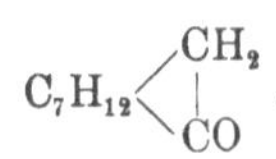

Beim Santenon kann die Hydroxylierung primär nur durch Oxydation zustande kommen.

Hierbei kommt nun erstens der Ketoalkohol

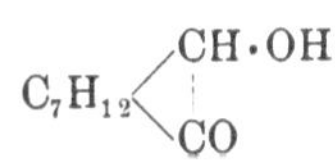

in Betracht, weniger wahrscheinlich ein tertiärer

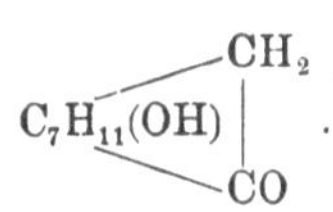

Dies ist auch der Fall. Die freie Säure kristallisiert nicht, aber das Strychninsalz ziemlich gut. Es hat die Zusammensetzung $C_{15}H_{22}O_8 \cdot C_{21}H_{22}N_2O_2 + 2H_2O$.

Bei der Hydrolyse mit verdünnter Schwefelsäure bekommt man neben Glykuronsäure einen Ketoalkohol $C_9H_{14}O_2$, der mit Kaliumpermanganat oxydiert Santensäure liefert und ein Semicarbazon vom Schmelzpunkte 222 bis 223° bildet. Folglich ist derselbe dem Santenon entsprechender sekundärer Ketoalkohol, den ich *Santenonol* nenne.

Bei vorsichtiger Oxydation von Santenonolglykuronsäure mit Permanganat bekommt man ebenfalls Santenonol, das bei weiterer Oxydation in Santensäure übergeht.

Das Santenonol ist rechtsdrehend $[\alpha]_D = + 15 \cdot 42°$. Hier liegt also ein Analogon mit Camphenilol und Camphenilon vor.

[1] Aschan, l. c. S. 16.

Das angewandte Santenon verdanke ich Herrn Prof. O. Aschan. Es schmolz bei 49 bis 51° und war optisch inaktiv.

Aus dem basischen Bleisalze wurde über das Bariumsalz durch Umsetzen mit Strychninsulfat das Strychninsalz dargestellt. Es wurde zweimal aus heißem Wasser umkristallisiert. Schmelzpunkt 171 bis 172°. Es ist schwer löslich in kaltem Wasser, leicht in heißem, ziemlich schwer in gewöhnlichen organischen Lösungsmitteln.

0·1551 g Substanz gaben 0·3509 g CO_2 und 0·0937 g H_2O.
0·1432 g Substanz gaben 0·0057 g N_2 (nach Kjeldahl).

Ber. für $C_{15}H_{22}O_8 \cdot C_{21}H_{22}N_2O_2 + 2H_2O$	Gef.
C = 61·66 %	61·70 %
H = 6·92	6·77
N = 4·01	3·98

Hydrolyse mit verd. Schwefelsäure.

200 g basischen Bleisalzes wurden durch 10 prozent. Schwefelsäure entbleit und das Filtrat im Wasserbade ca. 12 Stunden erwärmt. Dann wurde mit Wasserdampf destilliert und das Destillat nach dem Sättigen mit Kochsalz ausgeäthert. Die ätherischen Auszüge wurden mit geglühtem Natriumsulfalt getrocknet und der Äther abdestilliert. Hierbei blieb ein gelbliches Öl zurück, das bald erstarrte. Die Kristalle wurden auf Ton gestrichen und aus wässerigem Alkohol umkristallisiert. Man bekommt so ziemlich große durchsichtige Blätter, die bei 92 bis 93° schmelzen und sich leicht in organischen Solventien lösen. Die Analyse stimmte auf die Formel des Santenonols.

0·1621 g Substanz gaben 0·4130 g CO_2 und 0·1285 g H_2O.

Ber. für $C_9H_{14}O_2$	Gef.
C = 70·07 %	70·10 %
H = 9·17	8·89

Optische Drehung. 0·3891 g Santenonol wurden in Alkohol gelöst und bei 20° genau auf 10 ccm aufgefüllt. $c = 3{\cdot}891$, $l = 1$ Dm, $\alpha = + 0{\cdot}60°$ bei 20°.

$$[\alpha]_D = + 15{\cdot}42°.$$

0·5 g Santenonol, in 1 ccm Eisessig gelöst, wurden mit einer Auflösung von je 0·5 g Semicarbazid-Chlorhydrat und Kaliumazetat in 1 ccm Wasser versetzt und gelinde einige Minuten auf dem Wasserbade erwärmt. Nach dem Erkalten erstarrte die Flüssigkeit sofort. Die Kristalle wurden zweimal aus Methylalkohol umkristallisiert. Schmelzpunkt 222 bis 223°.

0·1423 g gaben 0·2952 g CO_2 und 0·1044 g H_2O.
0·1502 g gaben 25·6 ccm N_2 bei 18° und 758 mm.

Ber. für $(C_9H_{14}O)N \cdot NHCONH_2$	Gef.
C = 56·79 %	56·67 %
H = 8·13	8·22
N = 19·93	19·69

Oxydation mit Kaliumpermanganat.

200 g basischen Bleisalzes wurden durch H_2S entbleit und das Filtrat bei gelinder Wärme eingeengt. Nach dem Erkalten wurde die Flüssigkeit mit KOH schwach alkalisch gemacht und mit 5 prozent. Kaliumpermanganatlösung in kleinen Portionen versetzt, bis die rote Farbe über Nacht bestehen blieb. Die Reaktionsmasse roch noch stark ätherisch. Der Manganschlamm wurde mit Wasserdampf behandelt. Aus dem Destillate wurde in üblicher Weise eine in Blättern kristallisierende Substanz isoliert, die bei 92 bis 93° schmolz und ein Semicarbazon vom Schmelzpunkte 222 bis 223° bildete, war somit Santenonol.

3 g Santenonol wurden in 100 ccm 10 prozent. Kaliumhydroxydlösung aufgeschlemmt, im Wasserbade mit 100 ccm 4 prozent. Kaliumpermanganatlösung versetzt und ca. 4 Stunden auf 90° erwärmt. Dann wurde mit etwas Alkohol entfärbt, vom Manganschlamm abfiltriert und das Filtrat unter Einleiten von Kohlensäure bis zum Erscheinen von Kristallen eingeengt. Nach 4 stündigem Stehen im Eisschranke wurde das Kaliumcarbonat abfiltriert und das Filtrat mit verdünnter Schwefelsäure angesäuert. Hierbei fiel sofort eine weiße, kristallinische organische Säure aus, die aus heißem Wasser umkristallisiert den Schmelzpunkt 170 bis 171° zeigte und bei der Analyse folgende Werte gab:

0·1524 g Substanz gaben 0·3267 g CO_2 und 0·1017 g H_2O.

Ber. für $C_9H_{12}O_4$	Gef.
C = 58·02 %	58·47 %
H = 7·60	7·47

Es handelte sich also um Santensäure.

d) Camphenhydrat.

$C_{10}H_{18}O$.

Das Camphenhydrat ist ein tertiärer Alkohol, der bei der Einwirkung von Kali auf Camphenhydrochlorid entsteht.[1]

---

[1] Aschan, *Ann. d. Chem.* 1911. Bd. CCCLXXXIII. S. 17.

Es paart sich auch zum Teil unverändert mit Glykuronsäure. Weder die freie Säure noch ihre Salze kristallisieren.

Bei der Hydrolyse mit verdünnten Mineralsäuren bekommt man neben Glykuronsäure Camphen, wobei also das primär entstandene Champhenhydrat Wasser verloren hat:

$$C_{10}H_{18}O = C_{10}H_{16} + H_3O.$$

Wenn man aber die gepaarte Säure mit einer Mischung von 1 Teil konz. Schwefelsäure auf 100 Teile Eisessig bei 60° hydrolysiert, so entsteht, neben Glykuronsäure, Isobornylacetat, das durch Verseifen mit Kali Isoborneol liefert. Der Vorgang ist so zu verstehen, daß zuerst die gepaarte Säure in Camphenhydrat und Glykuronsäure gespalten wird, aber das erstgenannte dabei Wasser verliert und das so entstandene Camphen wird von der Schwefelsäure zu Isoborneol hydratisiert.

Das angewandte Camphenhydrat verdanke ich Herrn Professor O. Aschan. Es zeigte den Schmelzpunkt 149 bis 190° und das $[\alpha]_D = -2.11°$.

Hydrolyse mit verd. H_2SO_4 in der Wärme.

200 g basischen Bleisalzes wurden mit 15 prozent. überschüssiger Schwefelsäure entbleit und die saure Lösung in einem mit Rückflußkühler versehenen Kolben etwa 10 Stunden gekocht. Darauf wurde die Flüssigkeit im Dampfstrom destilliert, das Destillat mit Kochsalz gesättigt und ausgeäthert. Der Äther hinterließ ein gelbliches Öl, das durch wiederholte Destillation gereinigt bei 158 bis 160° sott und beim Erkalten erstarrte. Schmelzpunkt 39 bis 41°.

0·1509 g gaben 0·4847 g CO_2 und 0·1554 g H_2O.

Ber. für $C_{10}H_{16}$	Gef.
C = 88·13 %	87·60 %
H = 11·87	11·52

Optische Drehung. 0·2550 g Camphen wurden in Benzol gelöst und bei 20° genau auf 10 ccm aufgefüllt. $c = 0.255$, $l = 1$ Dm, $\alpha = +0.31°$ bei 20°.

$$[\alpha]_D = +21.6°.$$

Hydrolyse bei 60°.

200 g basischen Bleisalzes wurden durch H_2S entbleit und die Lösung bei gelinder Wärme zur Trockne verdampft. Der Rest (ca. 80 g) wurde in 100 ccm Eisessig gelöst, dazu 5 g konzentrierte Schwefelsäure

unter Kühlung und tüchtigem Umrühren tropfenweise hinzugefügt und ca. 8 Stunden im Wasserbade auf 60° erwärmt. Darauf wurde mit Soda neutralisiert und mit Wasserdampf destilliert. Aus dem Destillate wurde mit Äther ein gelbliches Öl extrahiert, das stark nach Isobornylacetat roch. Ausbeute 16 g. Diese wurden mit 25 ccm 18 prozent. KOH-Lösung und 25 ccm Alkohol einige Stunden gekocht. Nachher wurde die Lösung mit Wasser verdünnt und mit Kochsalz gefällt. Der Niederschlag wurde abfiltriert und einigemal aus wässerigem Alkohol umkristallisiert. Schmelzpunkt 209 bis 211° (im zugeschmolzenen Rohr).

0·1442 g gaben 0·4103 g CO_2 und 0·1490 g H_2O.

Ber. für $C_{10}H_{18}O$	Gef.
C = 77·83 %	75·59 %
H = 11·79	11·58

Es handelte sich also um Isoborneol.

Zusammenfassende Übersicht.

Die vorliegenden Untersuchungen haben zu folgenden Resultaten geführt.

Betreffend das Verhalten der Kohlenwasserstoffe hat es sich herausgestellt, daß dieselben alle, wenigstens zum Teil, durch einfache Oxydation hydroxyliert werden. Dies ist eine bemerkenswerte Tatsache, denn die ungesättigten Kohlenwasserstoffe könnten ja auch durch Hydratation allein hydroxyliert werden. Da dies jedoch nicht der Fall ist, beweist es, daß die bis jetzt geprüften ungesättigten Kohlenwasserstoffe sich in dieser Beziehung in vivo wie in vitro verhalten. Denn nur in saurer, aber nicht in alkalischer Lösung wird Wasser angelagert.

Es steht also fest, daß wenigstens bei einem Teil der verabreichten Kohlenwasserstoffe die Hydroxylierung durch Oxydation bewirkt ist. Daß neben der Oxydation auch Hydratation bei den ungesättigten vorkommt, ist schon aus dem Grunde nicht unwahrscheinlich, da wenigstens der saure Magensaft je nach der Einwirkungsdauer Wasseraufnahme herbeiführen kann, davon habe ich mich durch spezielle Versuche überzeugt. Daß das so hydratisierte Produkt später in den Gewebsflüssigkeiten wieder Wasser verliere und von neuem durch Oxydation hydroxyliert würde, kann man natürlich nicht direkt bestreiten, aber es erscheint jedoch weniger wahrscheinlich, da gesättigte alicyklische Verbindungen ungesättigte gepaarte Glykuronsäuren nicht liefern.

Bei den ungesättigten Kohlenwasserstoffen ist also die Möglichkeit der Hydratation nicht zu verneinen, obwohl wegen der sehr komplizierten Verhältnisse dies bis jetzt nicht direkt in vivo konstatiert worden ist.

Die durch Oxydation der Kohlenwasserstoffe im Organismus entstandenen Alkohole sind wahrscheinlich alle sekundär. Auffallend ist, daß die Oxydation ganz anders verläuft, als in vitro. Bei den ungesättigten *Menthen*, *Sabinen*, *Pinen* und *Nopinen* wird die Doppelbindung nicht angegriffen: die entsprechenden gepaarten Säuren sind noch ungesättigt. *Menthen wird event. entweder in Menthenol-2 oder 6, Sabinen in Sabinenol-3 oder 5, Pinen vielleicht in Pinenol-3 und Nopinen etwa in Nopinenol-2 oder 3 verwandelt. Auch das gesättigte Camphan zeigt insofern abweichendes Verhalten, indem es zu Borneol und nicht zu β-Borneol oxydiert wird, denn in vitro geschieht die Oxydation gewöhnlich nicht neben der Methylgruppe.*

Alkohole gehen die Paarung primär unverändert ein. Die sekundären Alkohole Dihydrocarveol, Thujylalkohol, Sabinol, α-Santenol, Fenchyl- bzw. Isofenchylalkohol und Camphenilol, die tertiären β-Santenol und Camphenhydrat und das zweiwertige Terpin liefern entsprechende gepaarte Glykuronsäuren. Durch sekundäre Prozesse können aber andere gepaarte Glykuronsäuren entstehen. So beim Thujylalkohol, welcher durch Hydratation in *p-Menthandiol-2, 4* verwandelt wird. Auch beim Sabinol ist Hydratation nicht unwahrscheinlich, obwohl dies noch nicht direkt bewiesen ist.

Von den *Ketonen* stellt das Camphenilon einen höchst interessanten Fall vor. *Es wird durch Reduktion hydroxyliert. Dies beweist, daß den alicyklischen Verbindungen in bezug auf deren Schicksal im Organismus, wider bisherige Annahme, keine absolute Sonderstellung zukommt. Im Gegenteil zeigen dieselben also, neben deren Eigenart, in Übereinstimmung mit deren allgemein chemischen Charakter, Übergänge sowohl zu der alifatischen als zu der aromatischen bzw. heterocyklischen Reihe auch bei deren Verhalten im Organismus.* Das Camphenilon verhält sich hierbei wie die alifatischen Ketone, während die anderen bis jetzt geprüften Campher entweder oxydiert werden, oder aber, wie das Thujon, eigenen Weg gehen.

Wie ist das abweichende Verhalten des Camphenilons zu deuten? Ketone der Bicyklo(1,2,2)heptanreihe, bei welchen wenigstens ein H-Atom der Methylengruppe neben dem Carbonyl noch da ist, werden, soweit die bisherigen Erfahrungen reichen, gerade an dieser Stelle oxydiert. So wird Campher in Campherol verwandelt, das durch Oxydation in

Camphersäure überführbar ist. Der Methylcampher, bei welchem also nur ein H-Atom der CH_2-Gruppe übrig ist, wird dessen ungeachtet an dieser Stelle angegriffen. Es entsteht der tertiäre Ketoalkohol Methylcampherol[1], welches auch durch Oxydation Camphersäure liefert.

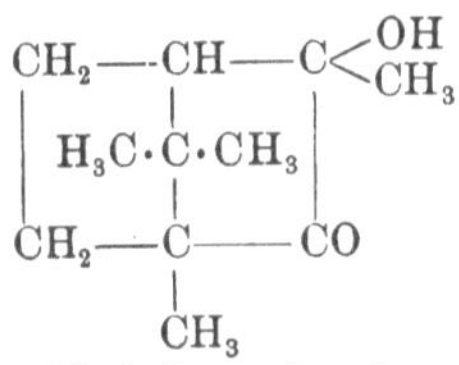

Methylcampherol

Die von Wagner[2] aufgestellte Konstitutionsformel des Camphenilons

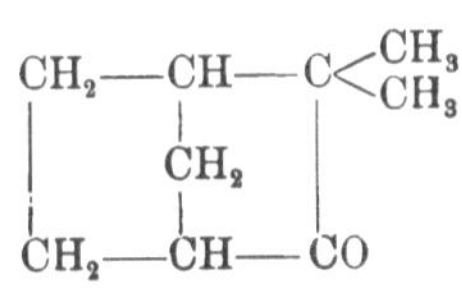

ist sehr wahrscheinlich, jedoch nicht endgültig bewiesen. Wenn man nun voraussetzt, daß diese Formel die richtige ist, so sieht man, daß die H-Atome der neben dem Carbonyl befindlichen Methylengruppe durch Methylgruppen ersetzt sind, also diejenige Oxydationsmöglichkeit, die von Campher und Methylcampher in Anspruch genommen wird, in diesem Falle aufgehoben ist. Man würde deshalb erwarten, daß die CO-Gruppe es dazu bringen würde, daß die Oxydation an dem tertiären C-Atom nebenan geschähe. Allerdings würde das Camphenilon sich dann anders verhalten, als andere alicyklische Verbindungen, denn man hat bis jetzt nicht beobachtet, daß ein Terpen oder ein Campher durch Oxydation in einen tertiären Alkohol bzw. Ketoalkohol verwandelt würde, bei welchem das OH-tragende Kohlenstoffatom mit drei Valenzen an der Ringbildung beteiligt ist.

Da das Camphenilon nicht oxydiert, sondern reduziert wird, *würde man geneigt sein, die Ursache zu seinem abweichenden Verhalten gerade in dem Umstand zu suchen, daß die H-Atome der Methylengruppe durch Methylgruppen ersetzt sind.* Diese Annahme würde sehr

---

[1] Nach einer persönlichen Mitteilung von Prof. Schmiedeberg in Straßburg. Sommersemester 1908.

[2] Wagner, *Journ. d. russ. phys.-chem. Ges.* 1899. 31./VII. S. 682–284.

an Wahrscheinlichkeit gewinnen, wenn erstens die obige Konstitution des Camphenilons bewiesen wäre und wenn zweitens das Oxyfenchon sicher ein tertiärer Ketoalkohol wäre, bei welchem sowohl das Hydroxyl als eine Methylgruppe am gemeinsamen ringständigen C-Atom neben dem Carbonyl sitzen. Es scheint aber, daß diejenigen Forscher, welche heutzutage mit der Aufklärung der Konstitution des Camphenilons bzw. Fenchons beschäftigt sind, mehr und mehr zu der Überzeugung neigen, daß Camphenilon eine niedere Homologe des Fenchons darstellt, und deshalb dem Fenchon die von Semmler[1] aufgestellte Formel zuschreiben:

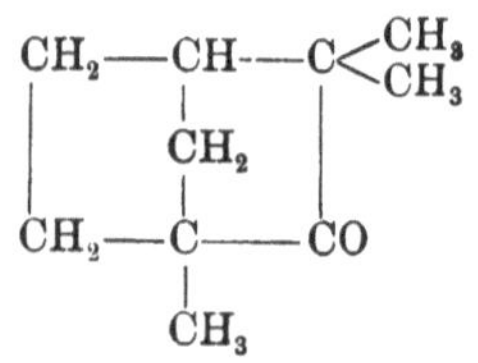

Bei Fenchon wären also alle H-Atome neben dem Carbonyl durch Methylgruppen ersetzt. *Das Fenchon müßte somit, wenn die obige Überlegung stichhaltig wäre, mit noch größerer Wahrscheinlichkeit im Organismus reduziert werden als je das Camphenilon.* Rimini hat aber nachgewiesen, wie eingangs erwähnt, daß Fenchon zu einem Oxyfenchon $C_{10}H_{16}O_2$ oxydiert wird. Auf Grund dessen zieht auch Rimini die Wallachsche[2] Fenchonformel vor:

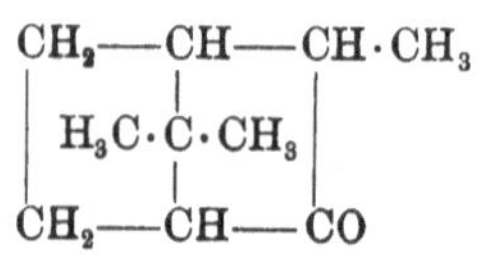

Das Verhalten des Camphenilons würde somit die Auffassung von Rimini stark unterstützen.

Ich halte jedoch das bis jetzt gesammelte Material nicht für ausreichend, um schon jetzt das Verhalten der alicyklischen Ketone im Organismus zu etwaigen Konstitutionsbestimmungen verwerten zu können. Dazu muß man unbedingt noch andere alkylsubstituierte Ketone untersuchen, deren Konstitution schon bewiesen ist. Es steht mir in Aussicht der Dimethylcampher:

---

[1] Semmler, *Ber. d. dtsch. chem. Ges.* 1906. Bd. XXXIX. S. 2581.
[2] Wallach, *Ann. d. Chem.* 1898. Bd. CCC. S. 319.

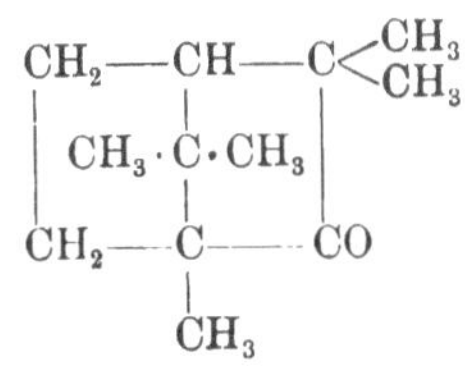

Wenn also die obigen Auseinandersetzungen über das Verhalten des Camphenilons bzw. Fenchons richtig wären, müßte der Dimethylcampher somit reduziert werden.

Menthon wird wahrscheinlich zu dem tertiären Ketoalkohol 4-Oxymenthon oxydiert und verhält sich also genau wie in vitro. Dieser Ketoalkohol entsteht bei der Oxydation von Menthen und Menthenglykol mit Permanganat[1] und stellt wahrscheinlich die erste Oxydationsstufe des Menthons dar.

Thujon wird, wie es schon von Fromm und Hildebrandt[2] konstatiert wurde, durch Hydratation hydroxyliert und als p-Menthan-2-on-4-olglykuronsäure ausgeschieden. Es ist sonst eine auffallende Tatsache, daß auch beim *Thujylalkohol* der Trimethylenring durch Wasseraufnahme gesprengt wird. Beim *Caron* dagegen, welches ein Bicyklo(0,1,4)-heptanon ist, wird nach Rimini[3] der Trimethylenring nicht gesprengt, sondern geschieht die Hydroxylierung durch Oxydation. Es ist jedoch nicht ausgeschlossen, daß auch beim Caron Hydratation vorkommen kann, ebenso beim Sabinen und Sabinol, obwohl es noch nicht bewiesen ist.

Santenon wird zu dem sekundären Ketoalkohol Santenonol oxydiert. Daß die Oxydation gerade an der CH_2-Gruppe neben dem Carbonyl geschieht, folgt aus dem Umstand, daß Santenonol mit Permanganat Santensäure liefert.

In bezug auf das Verhalten der Razemkörper im Organismus wurden einige neue Beobachtungen gemacht. *Im Gegensatz zu Campher und Borneol, wird bei Camphenilon, Camphenilol und Santenon die*

---

[1] Wagner, *Ber. d. dtsch. chem. Ges.* 1894. Bd. XXVII. S. 1640.

[2] Fromm u. Hildebrandt, *Ztschr. f. phys. Chem.* 1901. Bd. XXXIII. S. 594.

[3] Rimini, *Chem. Centralbl.* 1909. II. S. 1645.

d-Komponente des Paarlings in größerem Umfang an Glykuronsäure gepaart, als die entsprechende optische Antipode. Besonders beim Camphenilon überwiegt die d-Modifikation beträchtlich. Wie schon erwähnt, ist es wahrscheinlich, daß das von Camphenilon erhaltene Camphenilol ein Gemisch von r- und d-Camphenilol ist, dafür spricht der niedrige Schmelzpunkt des Camphenilols selbst und seines Urethans. Ebenso beim Santenonol. Es ist sonst merkwürdig, daß beim r-Camphenilol der Umfang der Paarung der optischen Antipoden lange nicht so großen Unterschied untereinander aufweist, wie bei Camphenilol, welches aus Camphenilon entsteht. Daß es mit der größeren Giftigkeit des Camphenilons im Vergleich zu Camphenilol zusammenhängt, ist wahrscheinlich.

FSC
www.fsc.org
MIX
Papier | Fördert gute Waldnutzung
FSC® C083411

Zeitfracht Medien GmbH
Ferdinand-Jühlke-Straße 7
99095 Erfurt, Deutschland
produktsicherheit@kolibri360.de